ÉTUDES D'HYGIÈNE MILITAIRE.

DES HABITUDES DANS L'ARMÉE

CONSEILS AUX MILITAIRES ET AUX JEUNES GENS

PAR

LE DOCTEUR VINCENT

Médecin-major au 7e Chasseurs

> Choisis le plan de conduite le meilleur et l'habitude te le rendra bientôt le plus agréable. PYTHAGORE.

PARIS.

A LA LIBRAIRIE MÉDICALE DE J. LECLERC, Rue de l'École-de-Médecine, 14.

A LA LIBRAIRIE MILITAIRE DE DUMAINE, Rue et passage Dauphine.

LYON.

A LA LIBRAIRIE SCIENTIFIQUE DE MÉGRET, Quai de l'Hôpital, 34.

1857.

AVIS.

Sous le coup d'un changement très-prochain de garnison, l'auteur a dû se hâter dans la publication de cet ouvrage. Cet empressement a eu pour effet, d'une part, une ponctuation souvent incorrecte, de l'autre, quelques erreurs de typographie auxquelles le lecteur voudra bien suppléer, en faisant usage de la liste suivante *d'errata*.

FRONTISP. *Au lieu de* : J. Leclerc, *lisez* : L. Leclerc.

Pag.	Lig.			
5	11	—	anobli	— ennobli.
6	2	—	joints	— jointe.
15	15	—	aversions	— aversion.
30	18	—	vont	— vaut.
54	15	—	organique	— cynique.
55	4	—	sensuels	— sexuels.
99	11	—	de Lacordaire	— Lacordaire.
112	1	—	leur	— leurs.
123	9	—	carrière, chose	— carrière. Chose.
126	17	—	ne devait servir	— ne devaient servir.

DES HABITUDES DANS L'ARMÉE.

IMPRIMERIE D'AIMÉ VINGTRINIER,
Quai Saint-Antoine, 36.

DES

HABITUDES DANS L'ARMÉE

CONSEILS AUX MILITAIRES ET AUX JEUNES GENS

PAR

LE DOCTEUR VINCENT

Médecin major au 7e Chasseurs.

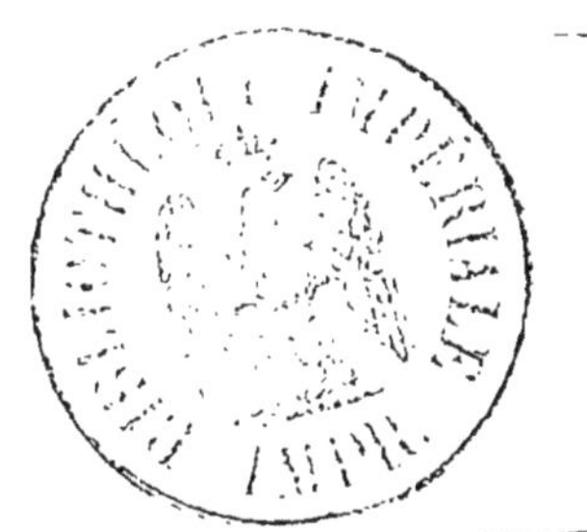

> Choisis le plan de conduite le meilleur et l'habitude te le rendra bientôt le plus agréable.
>
> PYTHAGORE.

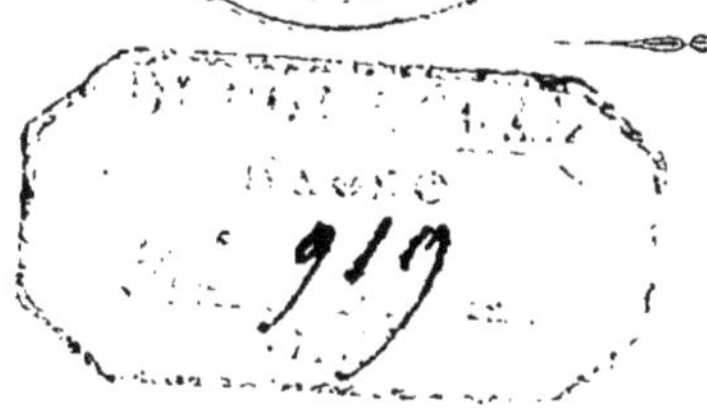

PARIS.

A LA LIBRAIRIE MÉDICALE	A LA LIBRAIRIE MILITAIRE
DE J. LECLERC,	DE DUMAINE,
Rue de l'École-de-Médecine, 14.	Rue et passage Dauphine.

LYON.

A LA LIBRAIRIE SCIENTIFIQUE DE MÉGRET,

Quai de l'Hôpital, 35.

1857

PRÉFACE.

La connaissance des moyens nécessaires à l'entretien de la santé et à l'acquisition des biens qui font le bonheur commence à se répandre. C'est un devoir de la propager, car s'il est une science intéressante pour l'homme, c'est à coup sûr celle qui peut lui apprendre à prolonger et embellir son existence. Les essais de vulgarisation entrepris en ce sens depuis quelques années, en faveur des gens du monde et des classes ouvrières, m'ont inspiré le dessein de consacrer quelques loisirs à une tâche semblable au profit de l'armée. Des hommes graves et éclairés ont applaudi à ce projet et m'ont soutenu de leurs encouragements. En publiant ce petit livre, qui doit le jour à leurs suffrages, je les remercie tout d'abord de leur bienveillance et de leurs conseils.

Quoique destinée particulièrement aux militaires, cette *première étude,* par la nature du sujet, ne sera peut-être pas inutile à d'autres lecteurs et surtout aux *jeunes gens* que la poursuite d'une carrière ou le choix d'un métier viennent enlever aux bons exemples et à la surveillance de leurs parents. Je pense donc que si mon travail est profitable aux uns il le sera aux autres, et je le soumets au jugement des pères de famille, avec l'espoir de leur approbation.

Ces courtes explications pouvant suffire à faire connaître le but que je me propose, je laisse au public le soin de me dire si mes efforts sont à la hauteur de mes intentions.

Lyon, le 18 septembre 1857.

AVANT-PROPOS.

CONSEILS AUX JEUNES GENS QUI DÉBUTENT DANS LA CARRIÈRE MILITAIRE.

S'il est vrai que, dans toute carrière, le début décide presque toujours de l'avenir de ceux qui sont appelés à la parcourir, c'est surtout dans la profession des armes que ce précepte trouve sa justification.

Le premier événement dans la vie du soldat est son arrivée au corps. C'est alors qu'il doit envisager d'un cœur ferme sa nouvelle position et s'apprêter résolument au glorieux sacrifice que lui impose la patrie. Qu'il n'oublie point que l'homme fort et courageux se reconnaît toujours, dans cette première épreuve, à la manière dont il accepte les obligations de son nouvel état.

Il y a du reste dans cette soumission volontaire, dans cette abnégation du nouveau venu, quelque chose de beau et de grand qui lui vaut tout de suite l'estime des camarades, la bienveillance des chefs et ce légitime sentiment d'orgueil qui va si bien au soldat. Que le jeune militaire compare ces avantages avec les tristes résultats d'un découragement inutile ; qu'il sache bien que les regrets et la tristesse, en éteignant l'énergie morale, brisent le ressort le plus puissant de la vie. Sous cette funeste influence, l'appétit diminue, le sommeil se perd, l'amaigrissement survient et l'affaiblissement profond qui en résulte donne prise aux maladies régnantes et à celles qui frappent le plus ordinairement les hommes nouvellement incorporés. Il faut donc le dire hautement, afin que pas un ne l'ignore et que chacun se mette en garde contre le danger qui le menace : le début dans la carrière est l'époque la plus critique de l'existence militaire. C'est pendant cette période que les maladies sévissent avec le plus d'intensité et que la mortalité fait le plus de ravages. Les fatigues de l'instruction, le changement de lieu, de régime et d'habitudes, l'agglomération des hommes dans les casernes sont bien pour quelque chose dans ce résultat, mais l'abattement moral y trouve la plus large part.

Le meilleur préservatif est la fermeté du caractère que l'on trouve chez quelques individus ou la joyeuse insouciance du plus grand nombre ; mais tous ne sont pas taillés sur ce modèle : il est de ces natures engourdies, dont toute la sensibilité se concentre sur un seul objet, le souvenir du lieu natal. C'est donc à ces hommes là que s'adressent plus particulièrement mes conseils.

Il faut que le jeune soldat cherche d'abord dans la société de ses camarades, dans la nouveauté même de sa position et dans celle des lieux où il se trouve les distractions propres à éloigner de sa pensée l'ennui du pays et le regret de sa liberté. Il faut qu'il s'accoutume au plus vite à la règle du devoir, sans regimber contre cette discipline qui fait la force de l'homme de guerre, contre cette régularité de conduite qui lui assure la santé dans le présent et l'habitude de l'ordre dans l'avenir. D'ailleurs, la sollicitude dont l'armée est l'objet a singulièrement changé la condition du soldat dont le bien-être matériel surpasse aujourd'hui celui de l'ouvrier. Aussi est-il permis d'espérer, avec un éminent médecin militaire, que le recrutement, au lieu d'être l'impôt du sang, en deviendra un jour l'agent régénérateur.

Après la résignation à son état et la sécurité d'esprit quelle procure, ce qu'il faut demander ensuite au jeune soldat c'est l'habitude des soins de propreté, non pas seulement de cette propreté extérieure qui est de rigueur et dont la négligence est toujours sévèrement punie, mais de celle qui entretient la pureté du corps et surtout la netteté de la peau. S'il était possible de faire bien comprendre aux militaires les immenses avantages qu'ils peuvent retirer de quelques instants consacrés chaque jour à une petite toilette corporelle, il n'y aurait pas un homme assez peu soucieux de sa conservation pour négliger de si faibles soins. Je ne puis donc trop appeler l'attention sur un sujet d'un si haut intérêt.

Qui n'a pas assisté à l'examen des conscrits dans les conseils de révision, ou à la visite de santé à laquelle ils sont soumis à leur arrivée au corps, ne peut se faire une idée du degré de malpropreté auquel certains individus peuvent atteindre. Cette négligence, qui touche à l'oubli de la dignité humaine, ne permettrait guère de faire grand fonds sur ceux qui s'en rendent coupables, si l'on ne réfléchissait aux habitudes de la campagne où le soin des animaux l'emporte de beaucoup sur celui de l'homme lui-même. Il importe donc d'avertir les jeunes soldats des dangers inhérents à cet état de choses, car si la malpropreté suffit à la production d'une foule de maladies, quels résultats bien plus fâcheux encore ne doit-elle pas déterminer dans ces réunions d'individus au sein des casernes, où les émanations qu'elles engendrent viennent ajouter leur pernicieuse influence à celle d'un air déjà vicié par le seul fait de l'agglomération des hommes? L'unique souci de la conservation de leur santé devrait donc engager nos soldats à se surveiller mutuellement et à rivaliser de soins dans l'accomplissement d'un devoir si important.

Il serait à désirer, par conséquent, que chaque homme nouvellement incorporé pût prendre un bain au moment de revêtir l'uniforme; il n'aurait plus alors qu'à entretenir la propreté à l'aide des lotions journalières du visage et des mains et d'ablutions partielles, faites de temps en temps sur les autres parties du corps, principalement aux pieds et aux organes génitaux; mais l'usage du bain n'étant point admis en pratique dans le régime des troupes si ce n'est en été, époque des baignades en commun, il importe que les hommes suppléent à cette omission par de fréquents lavages et que les jeunes soldats en contractent de bonne heure la salutaire habitude.

Il me reste une troisième et dernière recommandation à faire aux jeunes gens qui débutent dans la carrière militaire pour achever de les prémunir contre le danger des maladies qui les menace dans les premiers temps de leur existence de soldat.

Certes, on peut dire en général, à la louange de notre armée, qu'elle est digne, par ses mœurs et par le généreux esprit qui l'anime, du rang qu'elle a conquis par sa valeur dans l'estime des peuples civilisés.

Le système de recrutement qui en fait la représentation vivante de la nation et la sévérité d'une discipline dirigée dans le sens de son bien-être matériel et de son éducation morale la mettent désormais à l'abri des reproches que d'austères moralistes ou des écrivains de mauvaise foi seraient tentés de lui adresser.

Néanmoins, cet hommage de justice ne doit pas détourner la pensée de ces débuts orageux dans lesquels les jeunes gens, dégagés, en devenant soldats, de la tutelle de la famille, ont à combattre, suivant l'usage qu'ils font de leur liberté, la turbulence de la jeunesse et les premiers entraînements de la virilité. Il faut bien l'avouer aussi, quelques jeunes soldats, les uns pour s'étourdir, d'autres par l'entraînement de la camaraderie, plusieurs par une forfanterie ridicule, et un petit nombre enfin par une propension naturelle au vice, demandent à la débauche et à de crapuleuses orgies des satisfactions honteuses qui ne tarderaient guère à se convertir en habitudes dégradantes, si les rigueurs de la discipline et la crainte des plus affreuses maladies ne venaient mettre un frein à ce dérèglement. Il me serait facile assurément de présenter un tableau aussi vrai qu'effrayant des désastreux effets de ces désordres, car je n'aurais pour cela qu'à choisir parmi les tristes exemples que les hôpitaux nous offrent chaque jour; mais tous ces résultats devant être examinés plus loin avec les causes qui les produisent, je me contente de les signaler ici comme un avertissement préalable et un encouragement à les éviter.

Ainsi *tranquillité d'esprit*, *soins de pro-*

preté et ***bonne conduite*** : telles sont les trois précautions indispensables auxquelles les débutants dans le métier des armes doivent s'habituer, pour obvier aux causes de maladies qui les menacent pendant la périlleuse période de leur éducation militaire. Les influences dangereuses auxquelles ils sont alors exposés , les trouvant garantis par cette triple armure, serviront même à développer en eux ***la force de résistance*** qui les protègera ensuite dans le cours de leur rude et glorieuse carrière.

DES HABITUDES

TITRE PREMIER

DES HABITUDES CONSIDÉRÉES EN GÉNÉRAL.

L'habitude est, dit-on, une seconde nature : c'est qu'en effet, en se développant, elle crée à la longue, chez l'homme, certaines manières d'être particulières et des aptitudes toutes nouvelles dans sa vie morale et physique, qui constituent une sorte de métamorphose de l'organisation primitive. Ce changement, opéré par la continuité des sensations et des actes qu'elle détermine, établit des différences individuelles en bien ou en mal, qui sont, dans le dernier cas, autant de prédispositions à un grand nombre de maladies.

On ne saurait trop le dire : l'influence des

habitudes joue un rôle immense dans la destinée de l'homme (1). « Il est facile de concevoir, dit Reveillé Parise, que dans l'habitude se trouve une masse de jouissances ou de douleurs, de biens ou de maux ; que c'est chose utile ou pernicieuse au plus haut degré, que c'est une fée bienfaisante et tutélaire de la vie, ou une sorte de démon odieux et destructeur : dispositions d'autant plus cruelles, qu'une longue habitude saisit, enveloppe et subjugue presque sans retour la volonté... De là, le précepte si important et si peu suivi, qu'il faut songer de bonne heure à vivre comme on voudrait toujours avoir vécu. »

« Choisis, dit Pythagore, le plan de conduite le meilleur, et l'habitude te le rendra bientôt le plus agréable. Rien n'est plus vrai : ainsi il n'y a d'efforts que tant que nous sommes à l'apprentissage de ce qu'il y a de mieux à faire ; l'habitude peut tout, elle répand même de la douceur jusque dans le mépris de la volupté. Peut-être, dira-t-on, que se contraindre sans fin, que s'assujétir éternellement à la

(1) *Traité de la Vieillesse*, pages 446 et suivantes.

règle, c'est payer au-dessus de sa valeur la dure nécessité de vivre? Je ne sais! C'est à vous de choisir ; songez pourtant qu'il y a d'immenses dangers à rendre l'instinct et de mauvaises habitudes irrésistibles. L'homme est grand, sans doute, il l'est jusque dans sa misère, car elle n'a pas de bornes, et, néanmoins, par le raisonnement, par l'expérience et par de bonnes habitudes, il lui est donné de diminuer, de circonscrire cette misère jusqu'à un certain point. »

L'état militaire, au point de vue des inclinations habituelles qu'il détruit et qu'il engendre, trouve dans l'âge des hommes eux-mêmes et dans la répétition régulière des pratiques qu'il leur impose une facilité qu'on chercherait vainement dans une foule d'autres professions. Aussi, l'apprentissage du métier des armes est-il appelé à être le plus utile supplément d'éducation, le plus salutaire correctif aux défauts du caractère, aux mauvais penchants et à certains vices d'organisation, en devenant, comme il est possible, une école pratique de sages habitudes.

D'abord, on ne peut nier que l'action disciplinaire, en soumettant à la règle commune les plus rebelles volontés, et en assujétissant à l'esprit du devoir les plus indociles natures, efface, sous l'inflexible pression de son joug de fer, bien des plis funestes chez les individus qu'elle façonne et accoutume à ses exigences. D'un autre côté, le contact incessant des hommes entre eux, en les obligeant à des égards réciproques, les forme et les rompt au lien de la sociabilité, remplace l'égoïsme de l'isolement par la solidarité des besoins et des services, établit la loyauté des rapports, la franchise des allures et réalise, au moins autant par l'accoutumance que par l'émulation, les mâles vertus qui font d'abord le vrai guerrier et plus tard l'honnête citoyen. Le respect de la hiérarchie militaire, qui prépare pour l'avenir celui de la hiérarchie sociale, rend l'obéissance plus douce au subordonné, impose au supérieur l'esprit de justice qu'il recherche lui-même dans ses chefs plus élevés, et la délimitation bien réglée des attributions de chacun détermine ainsi, dans l'exercice ordinaire de la volonté, la double habitude de l'usage du droit et de l'accomplissement du devoir.

Et qu'on n'aille pas croire que l'acquisition de tous ces biens soit chose rare dans l'armée : résultat de la nécessité, d'actes et de circonstances qui se renouvellent sans cesse, elle est presque la conséquence forcée de l'organisation militaire. C'est aussi de cette manière que se produit la plus grande qualité du soldat, l'esprit du sacrifice, l'*abnégation guerrière* qui pourrait donner toute seule au métier des armes son cachet d'incomparable grandeur, elle qui anoblit jusqu'à la servitude et fait une satisfaction du renoncement le plus complet.

« Cette simplicité de mœurs, cette pauvreté insouciante et joyeuse de tant de jeunes gens, cette vigoureuse et saine existence sans fausse politesse ni fausse sensibilité, cette allure mâle donnée à tout, cette uniformité de sentiments imprimés par la discipline, sont, comme le dit si bien M. Alfred de Vigny (1), des liens d'habitudes grossiers, mais difficiles à rompre, et qui ne manquent pas d'un certain charme inconnu aux autres professions. »

Enfin, au point de vue de la vigueur corpo-

(1) *Grandeur et servitude militaires*, p. 122.

relle, on ne peut nier que la variété des exercices militaires joints à l'effet d'une alimentation qui s'améliore chaque jour, en développant graduellement la force physique de l'homme de guerre, l'amène insensiblement au point où l'habitude des vicissitudes inhérentes à sa profession le rend apte à supporter les fatigues et les privations et le dispose à triompher plus aisément des épreuves réservées à l'humanité tout entière.

Le temps consacré au service du pays est donc loin d'être un temps perdu pour le bonheur et le perfectionnement des hommes que la loi du recrutement conduit chaque année sous les drapeaux. C'est là une vérité qu'il est trop important de répandre, pour négliger de la présenter dans tout son jour et d'en faire ressortir les conséquences présentes et futures, individuelles et générales. Bien des militaires y trouveront d'ailleurs une pensée consolante et quelques-uns y puiseront sans doute le désir raisonné de s'approprier des avantages si précieux, en se soumettant sans regret et sans murmure aux obligations qui les procurent.

Après avoir ainsi reconnu les effets généraux

de l'influence professionnelle sur le développement des bonnes habitudes de nos soldats, il convient maintenant d'exposer les funestes inclinations qui se produisent encore trop souvent dans l'armée, en dépit des sévérités de la discipline et de l'esprit tutélaire qui préside à la répression des mauvais penchants.

Or, parmi ces derniers, il en est trois qui, à eux seuls, occasionnent presque autant de maux, chez les gens de guerre, que toutes les causes morbides dont ils ont à se défendre, ce sont : l'oisiveté, l'ivrognerie et le libertinage. Nous croyons donc qu'il convient de donner à ces questions le développement qu'elles comportent. Aussi, en faisons-nous trois chapitres distincts, dont nous tâcherons de mesurer l'étendue à leur degré d'importance. Pour nous, vulgariser l'hygiène dans l'armée, c'est autant l'instruire que la moraliser, en lui offrant réunis les préceptes scientifiques et moraux dont la pratique simultanée fait seule la santé et le bonheur. D'ailleurs, à bien prendre, l'hygiène et la morale sont inséparables, aussi bien dans leurs moyens que dans le but qu'elles poursuivent; elles se prêtent, dans leur emploi, un mutuel appui ; elles s'éclairent l'une par l'autre, et l'intérêt qu'elles présentent ne peut que s'accroître par l'union de leur enseignement. C'est donc pour répondre à cette nécessité pratique que nous allons essayer de les faire marcher ensemble dans l'étude des trois grandes habitudes vicieuses que nous voulons combattre.

TITRE II.

DES PRINCIPALES HABITUDES VICIEUSES

CHAPITRE PREMIER.

DE L'OISIVETÉ.

« La nature, dit Aristote, n'a créé aucun être oisif. » Cette remarque du plus grand philosophe et du premier naturaliste de l'antiquité, a toute la force de vérité d'un axiome. En effet, le travail est la première condition de l'existence, la loi suprême de la vie; car, vivre, c'est sentir et se mouvoir en travaillant à la satisfaction des besoins qui résultent de l'organisation elle-même.

Dans les espèces animales que les instincts sociaux réunissent en groupes distincts, on voit le travail s'étendre, se régulariser et atteindre, par le plus merveilleux accord, à une besogneuse activité, où se révèle déjà la prévoyance du lendemain. L'abeille et la fourmi en sont des exemples connus.

Or, de tous les animaux, l'homme est celui auquel est dévolue la plus grande tâche dans cette nécessité de nature, puisqu'il est l'être social par excellence ; mais, si l'homme touche encore à l'animalité par la sociabilité même, il en diffère radicalement par le privilége tout divin de ses facultés intellectuelles et morales, et par la perfectibilité qui ouvre à l'œuvre de ses mains et de sa pensée une carrière indéfinie.

Le travail n'est donc pas seulement pour nous tous une pure obligation d'existence ; c'est encore notre plus impérieux devoir et l'objet de notre plus cher intérêt, puisqu'il est le seul moyen de notre perfectionnement et l'unique source de notre bonheur.

Par conséquent, l'*oisiveté* est tout à la fois une infraction à la loi de nature, un préjudice causé à la société humaine tout entière, une révolte contre l'ordre providentiel de nos destinées et un attentat envers nous-mêmes.

Envisagée suivant les diverses manières

d'être sous lesquelles elle se présente, elle prend les noms de nonchalance, indolence, désœuvrement, paresse et fainéantise. Sans expliquer toutes ces distinctions dont la signification est plus particulièrement du ressort de la grammaire, voyons tout de suite quels sont *médicalement* les effets de cette triste habitude.

La première conséquence d'une vie oisive est la diminution des forces, et la langueur des fonctions organiques. « L'inertie énerve le corps, déclare Celse, le travail le fortifie : la première accélère la vieillesse ; l'autre prolonge la jeunesse (1). »

On comprendra facilement cette vérité, si l'on veut réfléchir que l'activité, en mettant en jeu tous les organes, les développe et les perfectionne par l'exercice. Merveilleuse machine, dans laquelle les rouages fonctionnent par un concert de mouvements dont l'ensemble constitue l'harmonie dynamique de la vie, le corps humain souffre bien vite du relâchement de ses ressorts, quand il les laisse envahir par la

(1) *De re medicâ*, lib. I, cap. 1.

rouille de l'inaction. La circulation s'allanguit ; la respiration, moins active ou incomplète, fait perdre au sang de ses qualités plastiques et excitantes ; la chaleur décroît ; le cerveau, plus mollement impressionné, ne réagit qu'imparfaitement sur l'organisme ; la pensée s'endort ou se trouble ; la sensibilité s'émousse, se pervertit ou s'exalte, en raison des différences individuelles et du désordre des fonctions ; les sécrétions diminuent ; la transpiration cutanée se ralentit ; les tissus, amollis et relâchés, s'infiltrent de graisse ou s'engorgent de sucs lymphatiques ; le défaut de proportion entre l'assimilation nutritive et la décomposition organique, rompt l'équilibre qui fait la santé ; enfin, toute l'économie animale, plus ou moins troublée dans cette inégale distribution, donne accès à un grand nombre de maladies, surtout à celles qui se développent lentement et qui se distinguent par la chronicité.

Ainsi se produisent, suivant les circonstances, les lieux et les personnes, l'obésité, l'asthme, les varices, les engorgements glandulaires et viscéraux, les hydropisies, les tumeurs scrofuleuses, la dégénérescence graisseuse du cœur et du foie, la gravelle et la goutte, la mélancolie, l'hypocondrie, et, chez les jeunes soldats que la nonchalance engourdit et retient à la chambre, la *nostalgie* et les maladies d'encombrement, telles que la fièvre typhoïde. L'oisiveté est donc une grande cause de ruine pour la santé : c'est une porte ouverte à la maladie et à la mort.

Mais, si de la vie toute corporelle de l'homme on s'élève à sa vie intellectuelle et morale, pour y rechercher les conséquences de cette pernicieuse habitude, quelles misères ne voit-on pas résulter de ce penchant !

Deux mots d'ailleurs peuvent résumer le malheur individuel qui s'attache à l'oisiveté : *l'ignorance* et le *vice*. L'ignorance qui, en privant l'homme des jouissances de l'esprit, rétrécit la sphère de son existence et le rive à la chaîne de la superstition et du préjugé ; le vice qui, en souillant l'âme, crée dans le présent le remords et le désespoir et compromet dans l'avenir jusqu'à la paix du tombeau.

L'ennui qui résulte toujours du désœuvrement est la cause immédiate des désordres moraux que l'oisiveté traîne après elle : c'est le trait d'union de la paresse et du vice.

« L'ennui, dit le docteur Thouvenel (1), est la première punition du paresseux. Mais, pour chasser ce premier degré du mal-être, le malheureux se met à l'affût des émotions ; il recherche avidement les plaisirs ; il lui en faut à tout prix ; dès qu'il en a découvert, il ne s'en fait pas faute ; l'oisiveté lui fait rechercher toutes les occasions de s'y livrer ; il a bien soin de les saisir. Alors de nouveaux besoins s'établissent, de mauvaise habitudes se forment et des vices qui en sont les résultats, viennent le dominer. Son temps, il l'emploie, non à les combattre mais à en suivre les funestes impressions. Une fois sur cette pente, il ne lui est plus possible de résister ; ses années s'écoulent ainsi, sans autre guide que l'instinct des jouissances les plus brutes ; sa jeunesse se flétrit, sa santé se détériore et sa vie finit par se consumer dans la débauche et la misère. Heureux, si elle ne s'éteint point dans l'opprobre ! »

Un des moralistes qui ont le mieux saisi et

(1) *Eléments d'hygiène*, tome 2 p. 158.

rendu les secrets du cœur humain, Labruyère, exprime en quelques mots cette dégradante filiation.

« L'ennui, dit-il, est entré dans le monde par la paresse; elle a beaucoup de part à la recherche que font les hommes des plaisirs, du jeu, de la société. Celui qui aime le travail a assez de soi-même. » Aussi dirons-nous avec le même auteur, « que c'est par suite de l'oisiveté que la plupart des hommes emploient la première moitié de leur vie à rendre l'autre misérable. »

Gaspillage du temps, négligences, omissions fréquentes, dissipation, amour du sommeil, aversions pour les occupations sérieuses et utiles, application à des choses futiles, vain babil, oubli du devoir, irrésolution, dégoût, découragement, crainte continuelle, pusillanimité, lâcheté même et désespoir ; en trois mots enfin, désordre, pauvreté et deshonneur, tels sont les traits saillants de l'homme adonné à la paresse.

Suivant M. Descuret (1), « le paresseux est

(1) *Médecine des passions.*

un être énervé de corps et d'esprit, généralement gourmand, joueur, débauché, égoïste, irrésolu, sans ordre, sans exactitude, sans parole et aussi ennuyé qu'ennuyeux. En quelque genre que ce soit, vous ne le verrez jamais qu'un homme nul, ou tout au plus médiocre, parce que peu soucieux du présent et remettant tout au lendemain, il reste toujours avec l'envie de faire quelque chose. »

Dans la *société*, et au point de vue *économique*, le paresseux dans toutes les positions est un consommateur inutile et dangereux, qui emprunte au travail des honnêtes gens de quoi alimenter ses malfaisantes inclinations, c'est comme on l'a si bien dit, un frêlon dans une ruche. Mais quand l'indigence et le besoin s'unissent à la fainéantise, c'est le pire des malheurs pour l'ordre social, car le crime est presque toujours le produit de cet accouplement.

Sur 38,421 accusés, jugés par les cours d'assises de 1835 à 1839, 6,051 individus vivaient dans l'oisiveté.

La paresse est bien certainement la pourvoyeuse du vagabondage; or le vagabond, selon

M. Frégier (1) « est la personnification de toutes les classes de malfaiteurs. »

« Dans son acception la plus restreinte, il représente ces hommes qui, couverts des haillons de la misère, vivent dans une continuelle oisiveté, dépourvus de prévoyance autant que d'énergie et plongés dans une espèce de torpeur qui leur ôte jusqu'à l'ombre du caractère viril. »

Est-il donc étonnant qu'on ait appelé l'oisiveté « la honte de la nature, le fléau des arts, la maîtresse de l'ignorance, la mère de la pauvreté, la peste du cœur, le bourreau de l'âme, le réceptacle des vices, l'opprobre de la terre, le sépulcre de l'homme vivant! »

Mais pourquoi, m'objectera-t-on, faire ressortir ainsi toutes les misères de l'oisiveté devant des hommes dont la profession est essentiellement active?

Le soldat, je le reconnais, est assujéti à de rudes travaux, à des exercices pénibles et quelquefois à des fatigues excessives, surtout en temps de guerre, au milieu des camps, et pendant ces longs voyages qui lui font parcou-

(1) Classes dangereuses de la société.

rir le pays d'une extrémité à l'autre. Toutefois, ce ne sont là que des phases passagères de l'existence militaire, à côté du long désœuvrement des garnisons. C'est même en vue de ces épreuves qu'il importe de tenir toujours en haleine l'activité de l'homme de guerre, de le préparer et de l'assouplir à cette vie exceptionnelle. Les Grecs et les Romains, grâce à tous les genres d'exercices auxquels ils se livraient, étaient constamment prêts aux labeurs du métier des armes. Le saut, le disque, le javelot, le pugilat, la course, les combats d'honneur, les travaux d'ordre public les façonnaient d'avance à toutes les situations.

Il est vrai que l'art militaire actuel est loin de ressembler à celui des peuples guerriers de l'antiquité ; les armes à feu ont complètement changé les combinaisons des batailles. La science a détrôné la force.

Ajoutons que le caractère du soldat moderne doit être à l'unisson des vertus morales que la civilisation chrétienne a introduites dans le monde ; le sentiment d'honneur dont il se pique lui en fait d'ailleurs une loi.

L'éducation intellectuelle et morale de

l'homme de guerre est donc un élément fort important, surajouté par le progrès à l'éducation toute physique du guerrier des temps anciens; mais si la force et l'adresse individuelles ne sont plus tout à fait aujourd'hui des instruments de combat, l'énergie et l'agilité corporelles n'en sont pas moins indispensables.

Ainsi la vigueur, l'instruction, l'honnêteté : voilà la triple acquisition à laquelle doit tendre le travail du soldat. Il en retirera la santé, de l'avancement et de l'honneur; tandis que le désœuvrement ne pourrait que l'entraîner par la paresse et l'ennui à la maladie, à l'inconduite, aux punitions et même à quelque condamnation infâmante.

« Un devoir qu'il ne faut jamais oublier, dit le maréchal Marmont (1), c'est de maintenir les soldats dans la plus grande activité. L'activité doit être pour eux une seconde nature. Comme presque tous les hommes, ils sont disposés à la paresse, c'est leur rendre un grand service que de changer encore cette disposi-

(1) *De l'esprit des institutions militaires*, 2e édition, page 242.

tion. Le repos et l'oisiveté diminuent les forces et amoindrissent le courage. La santé, l'énergie et la valeur morale découlent ordinairement d'une vie endurcie par les fatigues et consacrée au mouvement. »

Ce n'est ni au même titre, ni au même degré, que la vie de garnison expose les militaires aux dangereux effets de l'oisiveté. Il est même des corps de troupes qui, par la nature spéciale, le nombre et la variété de leurs occupations, en sont pour ainsi dire affranchis. Quoi qu'il en soit, on ne peut disconvenir qu'un certain nombre d'hommes contractent, dans l'état militaire, sous l'influence du désœuvrement, des habitudes de fainéantise qui les rendent quelquefois incapables de reprendre, après leur libération, la profession à laquelle la loi du recrutement est venue les enlever. Devenus, par *nonchalance*, de véritables machines que la discipline fait mouvoir, ils n'ont d'autre mobile que la crainte, et, quand le règlement ou le service ne leur demandent rien, ils s'endorment dans leur lâche apathie, livrés à une sorte d'oubli de l'existence. Alors, qu'une des maladies auxquelles leur genre de vie les prédispose vienne à les saisir, on les voit le plus souvent s'éteindre par défaut de réaction vitale. Quant à ceux qui, échappés à ce péril, peuvent arriver au terme de leur congé, encroûtés d'ignorance et de paresse, ils s'en vont, méprisés de tous, traîner dans leurs familles la misère et la honte de leur inutilité.

Il est d'autres militaires, au contraire, assez bien doués d'ailleurs, qui, par défaut d'ordre et d'esprit de conduite, gaspillent, dans la folle dissipation d'une activité déréglée, un temps précieux qu'ils auraient pu faire profiter à eux-mêmes et à l'Etat. C'est là l'oisiveté du plaisir, pierre d'achoppement des jeunes gens dans tous les grades, écueil qui arrête et qui brise bien des carrières qu'un peu de sagesse eût rendues glorieuses et honorables.

On comprend qu'entre les deux genres extrêmes d'oisiveté que nous venons d'esquisser, se trouvent des nuances intermédiaires qu'il serait trop long d'analyser ; nos lecteurs sauront d'ailleurs les découvrir, en regardant autour d'eux. Reste donc à indiquer le remède à opposer à ces dangereuses habitudes, car il importe de le faire connaître.

Or, le secret d'une profitable activité, c'est d'abord la connaissance des maux de l'oisiveté et ensuite l'heureux emploi des heures de loisir par une *variété* d'occupations qui repousse l'ennui et le dégoût. Rappelons que pour le chancelier d'Aguesseau, *changer de besogne*, c'était *se reposer*.

Il faut aussi qu'à cela viennent se joindre certains stimulants particuliers. Ainsi, ce sera tantôt cet amour-propre bien placé qui échauffe et soutient le sentiment du devoir; tantôt l'espoir du retour au pays avec la mâle vigueur d'une santé intacte, avec la fière contenance de l'homme qui rapporte du service un cœur ennobli par l'épreuve et un esprit agrandi par l'étude et l'expérience; ce sera enfin cette noble ambition qui recherche les grades et les honneurs par l'acquisition du mérite réel. Voilà les mobiles qu'il faut savoir opposer aux tendances de l'oisiveté, les aspirations qu'il convient d'exciter chez les hommes prêts à s'atiédir ou à se dépraver dans le désœuvrement.

Cette tâche est la mienne dans ce livre; mais elle est surtout celle des chefs militaires qui tiennent à entretenir parmi leurs subordonnés l'esprit d'émulation qui fait les bonnes troupes et les grandes choses.

Les règlements qui régissent l'armée française ont pourvu, jusqu'à un certain point, aux nécessités et aux besoins que nous avons fait ressortir dans ce chapitre. C'est ainsi que les exercices de tout genre, qui entrent dans l'instruction purement militaire du soldat, concourent à développer sa force physique et à le préserver de l'oisiveté. C'est ainsi également que les écoles de gymnastique, d'escrime, de natation, de chant et les cours d'enseignement à deux degrés ont été institués en vue du perfectionnement physique et intellectuel des militaires subalternes.

Comment se fait-il donc que malgré toutes ces précautions, il y ait encore place au désœuvrement et à l'ennui dans l'existence du soldat et qu'un grand nombre d'hommes quittent les drapeaux sans même savoir lire? C'est que cette règlementation est très-souvent entravée par des difficultés de lieux, de saisons et de circonstances qui en gênent et arrêtent le fonctionnement.

Peut-être obvierait-on en partie à ces inconvénients par l'établissement, depuis longtemps attendu, de bibliothèques régimentaires dont le local resterait ouvert dans chaque caserne jusqu'à l'heure de l'appel du soir.

Peut-être aussi l'institution d'un petit cours de morale pratique, qui rappellerait aux soldats leurs devoirs envers eux-mêmes, les pousserait-il dans la voie de l'activité et du perfectionnement? Je ne puis, en signalant cette double lacune, que faire des vœux pour qu'il y soit obvié; mais j'insiste auprès de mes lecteurs sur la nécessité qu'il y a pour tous les hommes à se procurer par le travail les seuls biens qui font le bonheur de la vie, c'est-à-dire la santé, l'instruction et la vertu.

CHAPITRE II.

DE L'IVROGNERIE.

« Entre les aultres, dit Montaigne, l'ivrognerie me semble un vice grossier et brutal. L'esprit a plus de part ailleurs, et il y a des vices qui ont ie ne sais quoy de généreux, s'il le fault ainsi dire : il y en a où la science se mesle, la diligence, la vaillance, la prudence, l'adresse et la finesse : cettuy-ci est tout corporel et terrestre..... Je le treuve bien, ajoute-t-il plus loin, un vice lasche et stupide. »

Montaigne a raison, comme philosophe, de flétrir en ces termes la honteuse passion de l'ivrognerie, car l'on conviendra sans doute avec lui que « le pire estat de l'homme, c'est où il perd la cognoissance et le gouvernement de soy. » Mais l'énergique réprobation échappée à l'honnête conscience de notre sceptique penseur serait impuissante à arrêter sur la pente fatale l'entraînement du penchant tyrannique qui nous occupe. Il faut d'autres leçons et des exemples surtout, pour conjurer un mal si affreux : heureusement, l'excellent ouvrage du docteur Descuret, sur la *Médecine des Passions*, en renferme assez pour nous aider à atteindre le but que nous poursuivons dans cet important chapitre.

Après avoir distingué l'ivresse de l'ivrognerie, c'est-à-dire l'accident de l'habitude, cet estimable auteur établit les degrés de l'ébriété, en rappelant les désignations vulgaires par lesquelles un buveur est dit gai, lancé, en ribotte, ivre, soûl, mort-ivre. — Je dirai, à propos de ces distinctions dont l'expressive trivialité rend à merveille les différences, que les nobles instincts et même les brillants défauts du militaire français sont tout-à-fait incompatibles avec les trois derniers termes de cette bachique nomenclature. J'engage donc nos soldats, s'ils veulent rester fidèles à leur vieille renommée de bravoure, de gaîté, et jusqu'à celle d'aimable intempérance, dont ils se font à tort un titre de gloire, de ne pas au plus dépasser, dans leurs occasions de plaisirs, la première moitié de cette échelle du buveur.

Un gastronome émérite, Brillat-Savarin, a pu

dire sans immodestie que l'homme d'esprit seul sait manger. Nous compléterons cette pensée en disant que lui seul aussi sait boire ; ce qui, pour nous, veut dire que la sobriété est l'indice presque certain des hautes qualités d'un homme. Aussi les nations sobres ont-elles de tout temps joui du privilége de la puissance, et, chez les grands hommes des temps anciens et modernes, la tempérance fut-elle presque toujours l'inséparable compagne de leurs autres vertus. « Cyrus, César, Mahomet, Napoléon, dit M. Descuret, étaient aussi remarquables par leur sobriété que par la puissance qu'ils ont exercée sur les peuples. Massinissa, le plus sobre de tous les rois, fut père, à quatre-vingt six ans, et à quatre-vingt douze, vainqueur des Carthaginois. Alexandre-le-Grand, au contraire, doué d'une excellente constitution, l'altéra bientôt par l'intempérance, et mourut à la fleur de l'âge, après avoir souillé sa gloire. » « Il avait, dit Napoléon, débuté avec l'âme de Trajan, il finit avec le cœur de Néron et les mœurs d'Héliogabale. »

Un ancien philosophe faisait observer que la vigne porte trois sortes de raisins, le plaisir, l'ivrognerie et le repentir.

Or, la vigne est une plante toute française, et, pour nous servir de la belle expression de Mme George Sand, nous dirons que le *sang généreux de sa grappe* est bien le frère du sang de nos braves, car l'un et l'autre se versent à l'étranger pour la gloire du pays. Sachons donc en montrer l'usage et faire acte de patriotisme jusque dans le plaisir.

Toutes ces raisons ont assurément leur valeur ; mais que sont-elles devant la considération des désordres qu'entraîne après elle la brutale passion dont nous allons essayer d'offrir à nos lecteurs le hideux tableau ?... Lycurgue avait su inspirer à ses Spartiates le mépris et le dégoût de l'ivresse par le spectacle d'esclaves gorgés de vin. Puissions-nous, seulement en décrivant les maux qu'engendre l'ivrognerie, faire naître chez nos soldats l'aversion d'une si monstrueuse habitude !...

Et d'abord, l'hébétude de l'esprit, la stupidité du regard et la physionomie abjecte de l'homme adonné à la boisson témoignent assez des profonds ravages que la passion de l'ivresse exerce sur les plus nobles facultés de l'homme. De son côté, la portion animale de l'être humain est loin d'échapper elle-même à cette dépravation de sa nature primitive.

« L'ivrogne, dit l'auteur de la *Médecine des passions*, est lourd et gauche, sa démarche pesante et gênée ; des végétations s'élèvent çà et là sur son visage hâlé et cuivreux ; son nez surtout apparaît rouge et bourgeonné ; ses yeux sont ternes et languissants, son haleine, fétide, ses lèvres, bouffies, pendantes et agitées par un frémissement continuel. La peau a perdu sa couleur, elle est devenue d'un jaune particulier ; elle est flasque et couverte de rides prématurées. Les muscles atrophiés sont sans force ; des tremblements auxquels il ne peut se soustraire, surtout le matin et le soir, rendent ses mouvements incertains. Chez lui, la mémoire est en partie détruite, le jugement aboli ; les perceptions sont obscures et confuses ; il ne peut rassembler deux idées. La tête, honteusement abaissée vers la terre, semble dénoter l'abjection et l'abrutissement. Indifférent pour tout ce qui n'est pas boisson, il mange peu, néglige de se vêtir, ou bien se couvre de sales haillons, et c'est alors qu'on peut appliquer à cet état ignoble le mot énergique des latins, CRAPULA ! »

Tel est, sans exagération, le portrait de l'ivrogne en dehors des furieux emportements ou de la stupide léthargie qui se produisent chez lui au moment du paroxysme de l'ivresse. Mais quel navrant spectacle que celui où vient à éclater dans son hideux désordre le penchant satisfait de l'individu enclin au vice de l'ivrognerie! Quels mots et quelle langue pourraient rendre dans toute sa réalité l'horreur de cette dégradante situation?

Qui saurait enfin reconnaître sous cette ignomignie la noble origine de celui que M. de Lamartine a si noblement défini :

« L'homme est un dieu tombé qui se souvient des cieux»!

Nous n'essaierons pas de représenter dans son lamentable abaissement le malheureux en proie à la frénésie de cette délirante passion. Le silence de la pitié et du dégoût vont peut-être mieux ici que la plus exacte description. Nous voudrions même laisser dans l'ombre les autres égarements suscités par cette grossière inclination ; mais il ne suffirait pas sans doute de répéter, après Pythagore, que l'ivresse loge avec elle la folie et la fureur , pour faire entrevoir à nos soldats l'abîme de misères toujours prêt à engloutir ceux d'entre eux qui s'abandonnent à ce déplorable penchant.

Chargé, pendant quelques années , du service de santé d'un bataillon léger d'Afrique , corps dans lequel les condamnés militaires viennent , comme l'on sait, achever leur temps de service , nous en avons rapporté un navrant souvenir de la dégradation physique et morale, à laquelle sont presque fatalement entraînés, les hommes qu'un premier écart même , livre aux sévérités de la loi. Or, la cause la plus fréquente des délits passibles des conseils de guerre est bien certainement l'intempérance , par suite des désordres qu'elle provoque ou entraîne. C'est là une vérité dont nous trouvons la preuve dans un relevé numérique de statistique pénale dressé par nous, en 1847, sur les contrôles du 1er bataillon d'Afrique.

Mais le plus grand malheur du condamné est bien moins encore dans la flétrissure de sa condamnation, dans le regret de sa liberté et dans les rigueurs de la peine qu'il subit, que dans la contagieuse dépravation qu'il éprouve.

au sein des lieux de répression, où, en dépit de la surveillance des gardiens, la théorie du vice se trouve érigée en une véritable science pratique qui a ses maîtres et ses adeptes. C'est là que s'opère ce que l'on peut appeler le noviciat de la captivité, éducation bizarre, apprentissage sans pareil, d'où sortent un langage à part, des industries sans nom, des affiliations ténébreuses, des amitiés monstrueuses et enfin une foule d'instincts sordides et de penchants brutaux développés par le seul contact du vice et même par l'habitude d'en parler comme d'une chose toute naturelle. Nous avons assez longtemps vu de près les hommes échappés à cet enfer, dissolvant fatal de toute honnêteté, pour certifier l'exactitude de ce désolant tableau. Oui, l'imagination se refuse à croire les muettes débauches qui se pratiquent dans les gémonies du code militaire et les perverses doctrines qui s'y enseignent; mais les confidences de certains convertis, une étude de mœurs approfondie et le souvenir des regrets suprêmes échappés au repentir de quelques moribonds nous font un devoir de signaler à nos soldats les funestes conséquences d'une inconduite dont l'habitude de l'ivresse est le point de départ.

L'ivrognerie n'est pas seulement un vice qui dégrade et abrutit : c'est un fléau qui tue les hommes par milliers. Je dirai même qu'il est peu de maladies parmi les plus graves qui puissent offrir, chacune, un contingent annuel de victimes aussi complet. La note suivante, que je trouve dans la *Médecine des Passions*, peut servir à en donner une idée et à fournir la mesure des effets sociaux de ce malheureux penchant. « On a calculé, y est-il dit, que l'ivrognerie tue en Angleterre cinquante mille hommes annuellement. La moitié des aliénés, les deux tiers des pauvres et les trois quarts des criminels de ce pays se trouvent parmi les gens adonnés à la boisson. »

Il est facile du reste de se rendre compte du chiffre élevé de la mortalité fourni par cette seule habitude, quand on songe au nombre incalculable d'accidents et de maladies qu'elle détermine. C'est ce qu'il nous reste à examiner maintenant, pour compléter ce chapitre.

Le ministère public a fait dresser un relevé des morts accidentelles survenues dans toute l'étendue du territoire français, du 1er janvier 1835 au 1er janvier 1842, et il est résulté de ce travail la preuve que 45,609 personnes ont péri, dans cet espace de temps, par suite d'accidents variés dont 1622 décès occasionnés par excès de boissons. Ce chiffre de 1622 décès produits en France, dans cette période septennale, par les coups, les chûtes et autres causes vulnérantes auxquelles l'homme ivre est exposé, paraît fort peu élevé et semble presque donner raison à la ridicule supposition d'une Providence de l'ivresse.

Mais la mort accidentelle du buveur n'est pour ainsi dire qu'une exception dans le nécrologe de l'ivrognerie. C'est aux maladies engendrées par ce vice qu'il faut surtout demander l'incroyable chiffre des victimes qu'il produit, et c'est parmi les infirmités qui forment le triste cortége de l'habitude de l'ivresse qu'il convient de chercher le signe réprobateur de cette volontaire dégradation.

D'abord, l'estomac du buveur, par les secousses répétées d'une stimulation excessive, ne tarde guère à subir une altération qui trouble profondément les fonctions digestives et le travail réparateur de la nutrition ; mais ce n'est rien encore de la gastrite chronique pour le châtiment de l'ivrogne : le cancer (1) de l'estomac lui réserve un bien autre supplice, lors des longues angoisses d'une agonie livrée à toutes les horreurs de la faim. Notons aussi, comme résultats de cette funeste passion, cette lente désorganisation du tissu du foie, exprimée extérieurement par la teinte de la peau, connue sous le nom de jaunisse des ivrognes, l'altération profonde des reins et de l'appareil urinaire, des hydropisies générales ou partielles, les affections aiguës et chroniques des poumons et du cœur développées par toutes ces asphyxies incomplètes qui, en altérant les qualités du sang et en troublant le mouvement de ce liquide, ébranlent, à chaque retour de l'ivresse, les organes de la respiration et le centre circulatoire.

Voilà, certes, déjà une bien grande somme de maux pour la mince satisfaction d'un appétit si honteusement dépravé ! Mais là ne se

(1) Attaché comme médecin aide-major pendant plus de quatre ans à l'infirmerie de l'Hôtel-des-Invalides, nous avons eu le temps de nous convaincre de cette triste réalité

bornent pas encore les ravages de l'ivrognerie. En effet, il ne suffit pas à cette désastreuse habitude de dépeupler le genre humain par les maladies qu'elle fait naître, il faut encore qu'elle frappe de stérilité la source même des générations, par l'impuissance virile à laquelle elle réduit les individus qui s'abandonnent à son entraînement. C'est là un fait reconnu de tout temps. « Les ivrognes, dit Amyot, dans sa traduction de Plutarque, sont lâches à l'acte de la génération et ne sèment rien qui vaille et qui soit de bonne trempe pour bien engendrer. » Ainsi, affaiblissement et même perte complète de la faculté reproductive, l'*impuissance* enfin, pour l'appeler par son nom. Telle est la part des excès habituels de boisson dans l'importante fonction qui assure la perpétuité de l'espèce humaine ! Cependant, la privation de l'attribut essentiel de la virilité, comparable au fond à la plus honteuse mutilation, n'est pas encore la plus grande déchéance dont l'homme soit frappé, sous l'influence du vil penchant qui nous occupe.

C'est dans la perfection du système nerveux, dans la délicatesse d'une sensibilité entièrement adaptée au but de la vie sociale, dans la finesse organique des sens et dans leur harmonieux fonctionnement, c'est dans l'intelligence enfin, ce domaine de l'âme, que réside le plus haut privilége de l'humanité. Or, c'est ce brillant apanage, si manifestement empreint de la prédilection divine, que l'homme se plaît si souvent à ternir, à dissiper et à détruire de ses propres mains. Aussi, quelle chute est réservée à cette violation de l'œuvre providentielle, à ce criminel abus de la liberté humaine !

Considérez ce malheureux dont les sens exaltés d'abord par de fréquentes libations, puis pervertis et hallucinés par l'usage de plus en plus tyrannique du poison alcoolique, finissent par s'émousser et s'éteindre dans la plus stupide hébétude : ou bien voyez-le tourmenté de ces mouvements musculaires, dont le tremblement des membres n'est que le prélude, atteindre graduellement, par la progression de l'ébranlement nerveux, aux agitations désordonnées des maladies convulsives les plus affreuses (1). Mais c'est surtout dans l'organe

(1) Le delirium tremens. La chorée ou danse de St-Guy et l'épilepsie ou mal caduc.

de la pensée que l'ivrognerie occasionne les plus terribles perturbations. La répétition du trouble que les vapeurs de l'ivresse répandent dans le cerveau et les congestions sanguines qui s'y produisent successivement y développent bientôt un état de souffrance, d'exaltation ou de langueur, dont l'insomnie, le délire ou une morne somnolence ne sont encore que les moindres conséquences. Qu'est-ce en effet de cela, à côté de ces vertiges, de ces hallucinations, de ces passions dépressives, sombres conseillères du crime, toutes perversions qui ont pour résultat la démence, l'imbécillité, l'idiotie, et, pour terme fatal, l'apoplexie, quand le suicide ne vient pas lui-même mettre une fin à cette lugubre situation? Cette mort abjecte n'est pas d'ailleurs la seule que doive redouter l'homme adonné aux excès de boisson : il en est une dont on cite de trop nombreux exemples, pour la passer sous silence dans ce triste exposé des suites de l'ivrognerie.

Pénétrez donc avec le magistrat et le médecin dans ce misérable gîte, où l'on vient de rencontrer adhérent au sol, par une couche de graisse mêlée de sang, et réduit à une masse informe carbonisée, le corps d'un homme à peine reconnaissable à quelques vestiges de pieds, de mains ou de lambeaux de vêtements à demi brûlés. Eh bien ! voilà ce qui reste du malheureux qui venait ici cacher sa misère et son coupable penchant ! Une bouteille d'eau-de-vie presque vide, debout sur une table souillée par la vapeur infecte qui se dégage encore du foyer cadavérique, est le témoin muet de cet épouvantable drame. La saturation alcoolique de tous les tissus organiques de cet ivrogne a déterminé, par le contact d'un corps en ignition, cet incendie humain, auquel la science a réservé le nom de combustion spontanée (1).

Le traitement hygiénique de l'ivrognerie trouvera sa place dans l'exposition des moyens généraux propres à prévenir, à combattre et à détruire les mauvaises habitudes.

Cependant, pour terminer cet article, nous croyons devoir offrir à nos lecteurs un exemple fameux du pouvoir de la volonté, dans la répression d'un vice dont nous avons prouvé l'ab-

(1) Pendant l'année 1836 le ministère public a pu constater en France cinq combustions spontanées sur les 255 morts subites dues à l'ivrognerie.

jection et les dangers. Pour un homme de cœur, le modèle d'un noble repentir est sans doute le meilleur enseignement.

« Le général Cambronne (1) servait, en 1793, dans un régiment en garnison à Nantes, lorsqu'un jour, s'étant enivré, comme il en avait l'habitude, et s'abandonnant à la violence de son caractère, il s'oublia jusqu'à frapper publiquement un de ses supérieurs, le menaçant en outre de recommencer à la première occasion. Les lois militaires sont précises en pareil cas : il fut traduit devant un conseil de guerre, et son arrêt de mort prononcé.

« Cependant le colonel, qui, dès cette époque, avait deviné que sous une enveloppe un peu rude, Cambronne cachait de grandes qualités militaires, trouva moyen de faire suspendre l'exécution du jugement, et obtint d'un représentant du peuple, en mission à Nantes, la promesse formelle de la grâce du coupable, à la condition qu'il s'engagerait à ne plus s'enivrer.

« L'ayant alors fait demander devant lui, il lui dit que, s'il promettait d'être plus sobre à

(1) Extrait de la *Médecine des passions*.

l'avenir, on pourrait peut-être faire commuer sa peine.

—«Je ne le mérite pas, mon colonel, répondit Cambronne : ce que j'ai fait est abominable, on m'a condamné à mort ; il n'y a rien de plus juste ; et il faut que je meure.

— « Je te répète que tu ne mourras pas, tu auras ta grâce, si tu me jures de ne plus te griser.

— « Comment voulez-vous que je vous jure cela, si je continue à boire du vin ? J'aime mieux me brouiller tout à fait avec lui. »

— Te sens-tu capable d'une telle résolution ?

— « Oui, puisque vous êtes capable d'une si généreuse bonté.

La chose étant ainsi convenue, Cambronne obtint sa grâce pleine et entière.

L'année suivante, le digne colonel quitta le service et oublia le serment que lui avait fait Cambronne, qu'il ne revit que vingt-deux ans après, au mois d'avril 1815. A cette époque, l'intrépide général venait, comme on sait, d'accompagner Napoléon depuis Cannes jusqu'à Paris. Invité à dîner par son ancien colonel, qui avait appris son arrivée par les journaux, il se rend avec empressement à cette invitation. Après le potage, son hôte lui offre un verre de vin de Bordeaux, qui avait vingt ans de bouteille.

— Ah ! mon colonel, s'écrie le général, qui continuait à donner ce nom par amitié à son ancien chef, ce n'est pas bien ce que vous faites là... » « — Comment, ce n'est pas bien ! si j'en avais de meilleur, je vous l'offrirais. » « — Du vin ! à moi ! Vous ne vous rappelez donc pas ce que je vous ai promis? » « — Non, en vérité. »

Cambronne rappela alors à son libérateur l'engagement qu'il avait pris à Nantes, en **1793**. « — Depuis ce jour, ajouta-t-il, je n'ai pas bu une goutte de vin ; c'était bien la moindre chose que je pusse faire pour l'homme qui m'avait sauvé la vie. Si je n'avais pas tenu mon serment, je me serais cru indigne de ce que vous avez fait pour moi. »

CHAPITRE III.

DU LIBERTINAGE.

Quel mot peut signifier à la fois plus de honte et de misère, ou donner lieu à plus de pitié, de regrets et de dégoût que celui du libertinage? Qui pourra jamais sonder, seulement par la pensée, les mystérieuses profondeurs de ce gouffre creusé sous les pieds de l'homme par le génie du mal?

L'exploration que nous venons de faire par nos lectures, nos renseignements, nos souvenirs et nos méditations, dans ce pandœmonium de tous les maux, est assurément loin de nous avoir dévoilé tous les secrets honteux des abominables prévarications de la puissance procréatrice, de ce dépôt sacré remis à tous les êtres pour la perpétuité de leur espèce, et profané par celui-là seul qui devait l'honorer. Et cependant, nous n'oserions pas même essayer de rendre sous les couleurs les plus ternes, tout ce que nous savons de ces détournements de nature, de ces turpidudes sans nom, qui affligent, abâtardissent et déshonorent l'humanité.

Qu'on ne s'étonne pas de notre réserve dans l'exposition d'un sujet si délicat. Il y a bien certainement dans l'état militaire un très-grand nombre d'âmes chastes et candides qui ne connaissent guère du mal que ce qu'ils voient et ce qu'ils entendent : nous avons souvent l'occasion de les remarquer, à l'air d'innocent embarras et de pudique gaucherie qu'ils manifestent, lors de nos visites mensuelles de santé. C'est bien assez de leur faire comprendre qu'il y a dans le monde une idolâtrie de la chair dont les monstrueuses pratiques se refusent à toute description. Quant à ceux que le vice a instruits, ils ne comprendront que trop nos réticences. Puissent seulement les maux que nous allons décrire être pour les uns une crainte salutaire, et pour les autres une leçon sentie et écoutée !

Définition du libertinage. — Mais avant d'entrer dans l'exposé du libertinage, posons d'abord les termes nécessaires à fixer le sens que nous prétendons donner à ce mot. Or, ce serait à notre avis, méconnaître l'œuvre de l'hygiène, oublier ses liens de parenté avec la philosophie et la religion, et perdre de vue le perfectionnement qu'elle poursuit, que de restreindre la définition du libertinage à une signification purement physiologique. Pour demeurer fidèle à nos obligations, nous dirons que cette passion n'est pas seulement *l'abus uniquement sensuel* de la fonction génératrice, ou l'*usage contre nature* des organes préposés à son accomplissement, mais qu'elle consiste aussi dans la *perversion du sens moral* chargé de diriger l'instinct génital de l'homme pour le bonheur de l'individu, pour la conservation, la sécurité et les besoins sociaux de l'espèce.

Nous l'avons déjà dit, et nous croyons superflu de le prouver, l'homme est un être éminemment *social;* mais si la société humaine n'existe et ne se perpétue qu'en vertu de l'acte de la génération, ne peut-on pas dire qu'elle trouve trop souvent dans ce qu'on est convenu d'appeler le *vœu de la nature*, une source de dégradation et une cause même d'infécondité. Il faut bien l'avouer, d'ailleurs, le vœu de la nature, grand mot qui sert d'excuse aux licencieuses doctrines de l'impudicité, n'est, en dehors de la famille et de la sage loi du mariage, qu'une révolte insensée contre la destinée humaine, une calamiteuse infraction à l'ordre social, une poursuite chimérique d'une félicité impossible, sinon le prétexte effronté du vice qui se débat sous le poids de l'opprobre qu'il sait mériter.

Est-ce à dire pour cela qu'il soit convenable et juste de flétrir du nom de *libertin* tout individu qui, dans le transport d'une ardente jeunesse, ou dans la mâle vigueur d'une puissante virilité, cède à l'entraînement des sens ?

Non, assurément, car le libertinage suppose au moins une certaine habitude dans le déréglement et une perversité de volonté tout à fait étrangère à l'instinctive attraction des sexes. Cependant, les rapprochements sexuels illégitimes n'en sont pas moins regrettables, funestes, et toujours repréhensibles, parce qu'ils sont le plus souvent un acheminement aux désordres du libertinage lui-même, parce qu'ils violent la loi fondamentale de la société, où ils sèment le trouble, le vice, la misère, et propagent la maladie.

Division du sujet. — Le libertinage a ses degrés, ses espèces, ses raffinements de sensualité, qui ont des noms dans le jargon de l'obscénité, aussi bien que dans le langage de la médecine et de la théologie ; mais, nous l'avons dit, il ne nous convient pas de mettre sous les yeux de nos lecteurs cette nomenclature de souillures dans laquelle le vice trouverait peut-être à glaner. A quoi bon, d'ailleurs, offrir à une vaine curiosité un aliment inutile et dangereux ?

La définition que nous avons donnée de l'habitude funeste qui nous occupe renferme en elle-même les divisions dans lesquelles il nous paraît convenable de circonscrire notre sujet.

Ainsi, 1° l'abus sensuel de la fonction génératrice ; 2° l'usage contre nature des organes affectés à l'exercice de cette fonction ; 3° la perversion du sens moral qui préside naturellement chez l'homme à l'instinctive union des sexes : tel est le triple point de vue auquel se réduit cette importante et délicate question.

Aux deux premières divisions traitées comme causes, se rattache comme effets l'incalculable série des maux physiques qu'entraîne après elle une imprudente ou coupable luxure : c'est le côté purement médical et hygiénique de ce chapitre. La troisième et dernière partie touche à un genre de vérités où la nature morale de l'homme, toujours sollicitée à la poursuite du bonheur et de la perfection dont elle est capable, se trouve directement engagée; elle s'étend même aux plus hautes considérations de l'ordre spirituel. Laisser dans l'ombre ce complément indispensable, cet enseignement si éminemment utile, par la crainte futile d'un ridicule qui s'attache trop souvent dans le monde à certaines professions de foi, serait une insigne lâcheté. Nous aimons l'armée pour elle-même et nous croyons connaître assez ses faiblesses, ses besoins et ses instincts, pour oser lui parler le langage de la vérité qui répond si bien à la franchise de ses inclinations.

CAUSES DES MAUX QUI RÉSULTENT DU LIBERTINAGE.

Les maux qui résultent pour l'homme des excès commis dans l'union sexuelle, ou dans l'abus solitaire qu'il peut faire des organes génitaux, par de coupables manœuvres, reconnaissent trois causes principales : 1° une *perte immodérée de la liqueur séminale*; 2° *l'ébranlement nerveux* qui en accompagne l'émission ; 3° l'influence toute spéciale d'un principe contagieux, le *virus syphilitique*.

1° *Pertes séminales immodérées*.—« La semence de l'homme, dit Hippocrate, provient de la sécrétion de ce qu'il y a de plus riche parmi tous les liquides répandus dans le corps. » Galien, qui partage ces idées, la regarde comme la *plus subtile* de toutes les humeurs animales. Aussi fait il observer qu'en perdant la semence on perd en même temps *l'esprit vital* ; il n'est donc point étonnant, ajoute-t-il, qu'un coït trop fréquent énerve, puisqu'il prive le corps de ce qu'il a de plus exquis.

Pour Pythagore, c'est la fleur du sang le plus pur ; Platon la regarde comme un écoulement de la moelle de l'épine ; Epicure l'appelle une parcelle de l'âme et du corps.

« Le sperme, dit Gotter, est la plus parfaite et la plus importante des liqueurs animales, la plus travaillée, le résultat de toutes les digestions : son intime rapport avec les esprits animaux prouve que comme eux, elle tire son origine des humeurs les plus parfaites.

Tissot, qui nous fournit ces citations dans son livre sur l'onanisme, ajoute que l'on pourrait appeler la semence l'*huile essentielle* des liqueurs animales, ou plus exactement peut-être l'*esprit recteur*, dont la dissipation laisse les autres humeurs faibles et en quelque sorte éventées.

Quoi qu'il en soit, l'influence virtuelle du liquide spermatique sur l'ensemble de l'économie animale est un fait certain. Parmi tant d'auteurs qui l'affirment, Hoffmann, dont le nom est une autorité respectable, s'exprime à ce sujet de la manière suivante : « La plus subtile partie des sucs nutritifs, devenue spiritueuse en traversant les canaux sinueux des testicules, reflue, des testicules vers les fluides de l'économie, communique à tout le corps la souplesse, la vitalité, l'élasticité, la force, la chaleur dont les eunuques sont privés et agit à la manière d'un médicament souverain, fortifiant et balsamique (1). »

(1) *Phil. corp. hum.*, lib. Ier, sect. II, chap. XII, § VII.

Cependant, là ne se borne pas l'importance d'un liquide spermatique bien élaboré et sagement ménagé. Il est suffisamment constaté aujourd'hui que l'*élément fécondant* de la semence réside tout entier dans la présence d'*animalcules*, qui ont reçu le nom de *zoospermes* ou de *spermatozoaires*. Or, il est prouvé aussi que les pertes trop fréquentes de liqueur séminale déterminent l'extinction graduelle et quelquefois définitive de ces germes vivants de l'animalité : telle est *scientifiquement* l'explication de *l'infécondité* des individus épuisés per des excès sexuels et principalement par le funeste penchant connu sous le nom de masturbatoin,

2° *Ebranlement nerveux.* — D'un autre côté, ce n'est pas seulement par la diminution et par la dépravation du sperme que l'habitude érotique est si pernicieuse. Tous les auteurs s'accordent à reconnaître que l'ébranlement profond qui frappe le système nerveux dans la secousse convulsive du plaisir charnel contribue puissamment, par sa répétition immodérée , à la production des accidents et au développement des infirmités qui sont le partage des hommes adonnés au vice sensuel.

3° *Exposition à l'action du virus syphilitique.* — Enfin, une troisième cause, malheureusement trop connue, puisque c'est un des fléaux les plus désastreux de l'humanité, est celle dont l'action *toute spéciale* engendre la longue et honteuse série des maladies syphilitiques.

— Les considérations précédentes, mises à l'appui des deux premières causes suffisent déjà à faire pressentir les accidents réservés aux imprudentes et coupables voluptés. Ainsi préparé, le lecteur peut dès lors se rendre compte de l'exactitude des détails qui vont suivre.

APERÇU DES MAUX ENGENDRÉS PAR L'EXCÈS DES PLAISIRS SEXUELS ET SURTOUT PAR L'ABUS SOLITAIRE DES ORGANES DE LA GÉNÉRATION. — Le premier effet des excès, dans l'usage même légitime ou dans l'abus de la fonction génératrice, consiste dans un affaiblissement général. Il est ordinairement caractérisé par le brisement des membres, l'engourdissement et une certaine faiblesse des extrémités inférieures, une sensation de froid alternant avec une chaleur légèrement fébrile, une douleur sourde, diffuse, ressentie principalement à la base de la colonne vertébrale et vers la portion du crâne qui correspond au cervelet, quelques vertiges, l'augmentation, puis bientôt la diminution de l'appétit, la pâleur du visage à laquelle succède par moment une teinte pourpre, inégale et irrégulière, le cercle violacé des paupières, une paresse d'esprit et une nonchalance de mouvements qui se confondent dans une propension très-marquée au sommeil. Cette situation, dont la physionomie exprime la tendance aux désordres que préparent de nouveaux écarts, est bientôt suivie d'un état de maigreur qui dénote le trouble de la nutrition. En effet, la digestion ne tarde guère à languir et les organes chargés de l'effectuer à devenir le siége d'une atonie plus ou moins marquée, ou d'une excitation morbide particulière.

Ces désordres s'accompagnent plus ou moins de dérangements nerveux et cérébraux qui se traduisent progressivement par de l'irritabilité, des spasmes, des douleurs névralgiques de siége divers, des palpitations, des angoisses, une inquiétude intérieure, des terreurs subites, des insomnies mêlées de honteux cauchemars, le goût de l'isolement, la perte de la mémoire, des paralysies partielles, l'épilepsie, et comme terme extrême, dans le fatal entraînement d'une aveugle et brutale luxure, la mélancolie, la folie (1), la stupidité et l'imbécillité. D'un autre côté, pendant que se déroule dans la merveilleuse et délicate machine nerveuse de l'homme, la chaîne de ces affreuses perversions, et que l'instinct génital sans cesse excité, parfois lassé, mais jamais assouvi, s'élève toujours à de plus impérieux besoins, les fonctions des sens se détériorent et s'abolissent graduellement : l'ouïe diminue, la vue s'affaiblit, le regard, privé de son éclat impudique, devient terne et s'abêtit; la voix enfin perd son timbre et ne rend plus dans le langage organique du débauché que de sourdes et rauques paroles.

La propension voluptueuse des poitrinaires

(1) « Les organes de la génération sont très-souvent le siége véritable de la folie. Leur sensibilité vive est susceptible des plus grands désordres ; l'étendue de leur influence sur tout le système fait que ces désordres deviennent presque toujours généraux et sont principalement ressentis par le centre cérébral. »

(Cabanis, *Rapports du physique et du moral.* — Édition du docteur Cérise, page 103.)

est un fait devenu vulgaire, tant il est avéré, mais on confond plus d'une fois ici l'effet avec la cause, et il serait logique de dire que les excès sensuels et surtout la funeste habitude d'un grand nombre de jeunes gens développent très-souvent le germe de la phthisie (1).

Cette cruelle maladie qui enlève chaque année tant de milliers d'hommes, et qui fait presque, à elle seule, parmi les jeunes soldats, autant de ravages que toutes les affections prises ensemble, n'a-t-elle pas d'ailleurs bien des rapports avec l'état morbide qu'Hippocrate a décrit sous le nom de consomption dorsale, et avec celui que Sauvages a appelé la fièvre ardente des épuisés ?

Mais je m'arrête au milieu de cet exposé des effets purement physiques du libertinage, autant pour détourner un instant ma pensée d'un sujet si rempli de tristes enseignements, que pour repousser le soupçon d'une trompeuse exagération. Je ne me dissimule point que tous ces faits ainsi groupés et présentés en masse,

(1) « Les Relations des organes de la génération et de ceux de la poitrine ne s'expliquent point par l'anatomie, mais tous les faits de la pratique les attestent. »

(Cabanis, ouvrage cité précédemment.)

ont de quoi éveiller chez le lecteur la surprise et le doute, avant même qu'il éprouve le dégoût pour la cause qui produit tant de misères et la pitié pour les malheureux qui en sont les victimes. Non, je n'exagère rien : je relate ce que je sais, ce que j'ai vu, ce que j'ai appris, en consultant les ouvrages des plus graves auteurs, en puisant aux sources des plus imposantes autorités.

Je signalerai, en outre, certaines maladies étrangères aux groupes d'affections et d'accidents que nous avons déjà examinés, maladies à la production desquelles il est reconnu que le libertinage apporte quelquefois sa part d'action. De ce nombre sont les congestions et apoplexies cérébrales, certaines lésions de la moelle et du cœur, quelques éruptions cutanées, et entre autres celles qui viennent si souvent flétrir le visage de l'homme livré au poison de la volupté. Mais il est une affection aussi longue que douloureuse, et fatalement mortelle, dont il importe de dire ici quelques mots, parce qu'elle revient de droit à l'influence du libertinage et principalement aux coupables manœuvres de la masturbation; c'est la *carie vertébrale* (1) ou mal de Pott, maladie par suite de laquelle le malheureux qui en est affecté s'éteint, après de longues souffrances, dans un affreux marasme, épuisé par la plus infecte suppuration.

Enfin les organes de la génération, instruments des excitations dont je viens de passer en revue les pernicieux contre coups, et les organes de l'appareil urinaire qui, se confondant en partie avec eux, s'y rattachent toujours par le lien de la plus étroite sympathie, ne peuvent manquer, comme on le pense bien, de fournir leur contingent à cette liste de dégradantes flétrissures.

A cette catégorie se rattachent d'abord des *érections* particulières, résultat d'une surexcitation morbide toute locale, qui crée le besoin *factice* de nouveaux excès, impulsion mensongère, qui pousse aux plus énervantes satisfactions, au-delà desquelles se montrent l'*inertie* de la fonction génératrice et la *honteuse flaccidité*

(1) Un détenu que ce mal affreux amena, en 1855, à l'hôpital militaire de Thionville, m'a fait, avant de mourir, des aveux qui m'obligent à croire que la masturbation a été la seule cause de sa maladie.

des organes sexuels. C'est alors qu'averti par cette triste réalité, mais non guéri de son tyrannique penchant, le voluptueux, à bout de forces, recherche et trouve dans le délire lascif de son imagination et dans les ressources d'une infâme lubricité des désirs encore accrus par l'impuissance et de nouveaux moyens de les satisfaire.

Ainsi se crée, se développe et se soude le cercle fatal de l'*entraînement libidineux* : de là tous les maux que j'ai déjà énumérés, et, plus particulièrement dans l'ordre de ceux qu'il nous reste encore à énoncer, des ardeurs d'urine, accompagnées ou suivies d'*écoulements* sanguins, muqueux et purulents ; des pertes *séminales involontaires*, source de très-nombreuses maladies ; l'*infécondité*, dont j'ai expliqué plus haut la cause, infirmité qui fait de celui qui en est affligé une sorte de métis de l'espèce humaine, et le prive dans l'avenir des joies de la famille. Enfin, à ces misères déjà si nombreuses, viennent encore s'ajouter celles qui résultent des perturbations dont les voies urinaires ont à pâtir ; je les passe ici sous silence, parce qu'elles vont bientôt se représenter à un plus haut degré encore, dans l'exposé des maladies vénériennes et de leurs effets.

MALADIES SYPHILITIQUES.

Maladies syphilitiques. — « De quelque manière que le poison vénérien ait pris naissance, dit Hunter, il a certainement débuté dans l'espèce humaine, car nous ne connaissons aucun autre animal que l'homme qui puisse en être infecté. »

Telle est la seule affirmation de la science sur l'origine de la syphilis. Mais quand, où, comment, par quel concours de circonstances et sous quelle forme est apparue pour la première fois cette redoutable maladie ? Voilà des questions bien souvent agitées et assez mal résolues. Il en est une cependant dont on ne s'occupe que fort peu, malgré l'importance du problème qu'elle renferme. Comme l'occasion de la poser est ici venue d'elle-même, je n'hésite pas de la présenter à ceux de mes lecteurs qui aiment et recherchent la vérité. Pourquoi donc l'homme seul a-t-il été frappé de ce terrible fléau ? Pourquoi l'être doué de raison, de sentiment, de liberté, et ennobli par l'incommensurable puissance d'aimer, trouve-t-il si souvent, dans l'usage même de la faculté reproductrice, le germe d'une flétrissante dégradation ? C'est que l'homme, appelé par sa nature aux plus pures jouissances de l'amour, en a seul corrompu la source et préparé de ses mains la coupe empoisonnée de ses plaisirs.

Écoutons ce que dit à ce sujet le comte de Maistre, ce puissant interprète du mal physique et du mal moral, dont le règne cause dans le monde tant de blasphèmes et si peu d'enseignements : « La reproduction de l'homme, qui d'un côté le rapproche de la brute, l'élève de l'autre jusqu'à la pure intelligence, par les lois qui environnent ce grand mystère de la nature, et par la sublime participation accordée à celui qui s'en est rendu digne. Mais que la sanction de ces lois est terrible ! Si nous pouvions apercevoir clairement tous les maux qui résultent des générations désordonnées et des innombrables profanations de la première loi du monde, nous reculerions d'horreur (1).

(1) *Soirées de Saint-Pétersbourg*. Ier entretien.

Or, c'est, d'une part, pour exciter parmi les militaires cette salutaire horreur, et de l'autre pour dissiper, s'il est possible, les préjugés dont ils sont généralement imbus à l'égard de la nature et du traitement des maladies vénériennes, que nous avons jugé utile de placer ici un court aperçu de ce genre d'affections.

L'existence du virus syphilitique est un fait indubitable; les recherches scientifiques modernes y ont fait en outre découvrir deux principes contagieux distincts qui se confondent encore sous un même nom : l'un est celui qui se trouve dans la matière des écoulements gonorrhéïques, et l'autre dans le pus de l'ulcération vénérienne proprement dite ; à cette deuxième espèce se rapporte exclusivement l'*infection générale* appelée *syphilis constitutionnelle* (1).

§ 1. — DE LA GONORRHÉE OU BLENNORRHAGIE ET DES ACCIDENTS QUI L'ACCOMPAGNENT OU LA SUIVENT.

Cette maladie que nous nous croyons dis-

(1) J'invoque à l'appui de cette distinction l'autorité de M. Ricord.

pensé de définir, tant elle est connue, est la plus fréquente des affections syphilitiques. Ordinairement produite par contagion, elle constitue un mal sérieux et redoutable, autant par la longue durée et la nature répugnante des soins qu'il nécessite, que par les graves complications dont il s'environne et enfin par les infirmités qui en sont très-souvent la suite.

Parmi les accidents qui accompagnent et compliquent l'écoulement gonorrhéïque, vient, en première ligne, au point de vue de la fréquence, l'*engorgement* des glandes de l'aine souvent suivi d'*abcès* et de décollements de la peau dont la guérison laisse toujours après elle des cicatrices ineffaçables.

Mais une complication bien autrement grave, puisqu'elle peut rendre *aveugle* l'individu qui vient à la contracter, est une ophtalmie essentiellement *maligne* que le simple contact des yeux avec un doigt imprégné de matière blennhorrhagique suffit le plus souvent à produire..

Il survient surtout fréquemment, pendant l'existence d'une gonorrhée, un gonflement inflammatoire très-douloureux des testicules ou plutôt de l'épididyme, gonflement qui peut avoir des suites extrêmement graves. En effet, pour peu que la constitution du malade soit entachée de quelque prédisposition cachectique héréditaire, ou d'une maladie vénérienne antérieure non suffisamment guérie, il en résulte quelquefois, soit un *sarcocèle tuberculeux ou cancéreux* dont l'issue est nécessairement mortelle, à moins qu'on n'ait recours à la ressource de la *castration*, soit un *sarcocèle syphilitique* qui se termine toujours par la perte de la glande spermatique dont le tissu finit par s'atrophier.

Il arrive aussi que la blennorrhagie, par une sorte de déplacement morbide, donne lieu à des *inflammations articulaires* dont le genou est le lieu de prédilection, et l'on a vu plus d'une fois cette affection, toujours fort grave en elle-même, dégénérer en tumeur blanche et nécessiter l'amputation de la cuisse.

Mais c'est surtout dans l'appareil urinaire que la gonorrhée produit d'incalculables ravages, et c'est bien là que l'on voit éclater tôt ou tard sa désastreuse influence. Les faits nombreux de ce genre, dont j'ai été le témoin, me permettent d'en parler sciemment. En effet, après un séjour de quatre années à l'Hôtel des Invalides, où j'ai vu se dérouler sous mes yeux, à côté des plus glorieuses infirmités, la série des vieux reliquats du libertinage, j'ai sans doute quelque droit à l'attention et à la confiance des jeunes militaires auxquels j'adresse ici plus particulièrement mes conseils. Ne sait-on pas d'ailleurs pour combien peu de chose est considérée dans l'armée la maladie en question? Le simple nom d'*échauffement*, sous lequel elle est le plus généralement désignée, dit assez le faible degré d'appréhension qu'elle fait naître. D'un autre côté, cette insouciance ne légitime que trop, par les négligences de soins qu'elle détermine, le mot de *goutte militaire* réservé dans le civil aux écoulements chroniques qui ont résisté à tous les traitements.

Il n'est pas rare de rencontrer des soldats qui ont été atteints de la gonorrhée un assez grand nombre de fois; mais ce qu'il y a de plus déplorable, c'est d'entendre parfois ces vétérans de la débauche tirer vanité de ces ignobles blessures et de les voir étaler, avec une orgueilleuse complaisance, leur chevrons de libertinage devant leurs camarades qu'ils familiarisent ainsi avec l'idée d'un danger peu redoutable. Certes, ils ne savent guère, les malheureux, que s'ils doivent à d'honnêtes parents une force de constitution qui les a préservés des accidents que j'ai déjà relatés, il en est que l'âge leur réserve et qui viendront un jour flétrir leur vieillesse des plus dégoûtantes infirmités! De ce nombre sont les rétrécissements du canal de l'urètre, les maladies de la prostate, les fistules urinaires, le catarrhe et les autres affections de la vessie, les rétentions et les incontinences d'urine : toutes choses qui rendront plus tard ces fanfarons du vice un objet d'horreur pour eux-mêmes et pour leur famille.

Voilà cependant le résultat final de la gonorrhée, de son traitement mal dirigé et des guérisons obtenues à l'aide des grossières recettes qui courent les casernes. Et pourtant ce n'est là encore qu'une des faces de la maladie vénérienne ; il nous reste maintenant à examiner ce qui la constitue dans ses caractères essentiels.

§ 2. — DE L'ULCÉRATION VÉNÉRIENNE PRIMITIVE ET DE SES SUITES, OU DE LA SYPHILIS CONSTITUTIONNELLE PROPREMENT DITE.

Ulcération syphilitique.—Les manifestations de l'affection syphilitique proprement dite, c'est-à-dire de celle qui reconnaît pour cause l'action directe du virus ulcératif, se présentent sous trois états successifs qui ont reçu les noms d'accidents *primitifs*, *secondaires* et *tertiaires.*

Accidents primitifs. — De même que l'opération de la vaccine indique l'efficacité de son action par l'apparition d'une pustule caractéristique, ainsi l'infection vénérienne se traduit extérieurement par la production d'une ulcération particulière connue sous le nom de *chancre*.

Cet élément ulcéreux comprend quatre formes distinctes, dites *superficielle*, *indurée*, *phagédénique* et *gangréneuse*. Ces quatre variétés, dont la description sortirait des bornes de mon sujet, et les abcès de l'aîne qui les accompagnent, constituent les accidents primitifs du mal vénérien, accidents fort sérieux déjà, qui laissent assez souvent après eux d'irréparables flétrissures, lors même qu'un habile traitement a su à temps en arrêter les ravages.

Accidents secondaires. — Mais quand, par la négligence du malade, ou par suite de son aveugle confiance dans l'effet *négatif* des remèdes *sans mercure*, le mal a pu grandir et s'étendre en liberté, on voit bientôt surgir les plus affreux désordres. En effet, borné d'abord, pendant un temps variable, à des phénomènes purement locaux, mais toujours absorbé en quantité croissante, puis mêlé, étendu, et sans cesse emporté dans le courant circulatoire, le poison vénérien afflue, s'épanche, s'accumule de toutes parts dans l'organisme, qu'il imprègne de son immonde venin, et enfin, après y avoir fermenté quelque temps dans l'étroite prison des tissus, il vient faire explosion au dehors. Alors apparaissent à la surface de la peau, aux orifices muqueux, et jusqu'au fond des cavités buccale et olfactive, mille productions monstrueuses de la force végétative dont est doué le germe syphilitique. Ainsi se manifestent ces excroissances charnues connues sous le nom générique de *condylômes*, et dont les variétés de forme et de structure ont reçu des noms empruntés aux choses dont elles offrent une ressemblance. Ainsi se produisent encore ces innombrables affections dartreuses, impures excrétions, qui impriment en traits sinistres, sur l'enveloppe cutanée, le cachet de l'infection vénérienne : taches livides, pustules sanieuses, croûtes suppurantes, éruptions aux mille formes, ulcères rongeants et fétides, perte des cheveux, des dents, des poils et des ongles, pour tout dire, enfin, assemblage d'immondices dont la lèpre antique peut à peine approcher. Tels sont, et j'en passe, les accidents vénériens *secondaires* qui forment le *premier* degré de la syphilis constitutionnelle.

Accidents tertiaires. — Dans ce dernier groupe viennent se ranger des effets plus pernicieux encore, mais d'une apparition plus lente et plus tardive ; ce sont les tissus fibreux, osseux et cellulaire qui en sont particulièrement le siége. C'est ici que se placent les douleurs nocturnes dites *ostéocopes*, les gonflements des os et de leur enveloppe, appelées exostoses et périostoses, les ostéites, la *carie*, et surtout celle des os du crâne, du nez et du palais, ou bien, sous le nom de *nécrose*, la mortification sèche des mêmes parties ; c'est ici, enfin, que se rencontrent les tubercules syphilitiques sous-cutanés et sous-muqueux que l'on nomme *tumeurs gommeuses*.

Qu'on n'aille pas croire, cependant, que le poison vénérien borne ses effets à l'action purement virulente dont je viens de passer en revue les déplorables résultats. Les scrofules, la phthisie, le cancer et les autres dégénérescences organiques, en un mot, toutes les tendances morbides qui résident en germe dans chaque individu, empruntent bien souvent au principe syphilitique un levain d'éclosion qui leur manquait pour se produire. « Quand l'irritation vénérienne, dit Hunter (1), a détruit les fonctions naturelles des parties, les dispositions particulières passent à l'état d'action. » Eh bien, voilà en raccourci le tableau de cette calamité que la société humaine continuera à subir, tant

(1) Hunter, *Maladie vénérienne*, 2e édition, annotée par M. Ricord, p. 56.

que la loi laissera impuni le *crime* de la propagation volontaire de ce fléau homicide.

Sachons reconnaître, cependant, que, dans la tâche si importante de la préservation et de l'atténuation, les moyens mis en œuvre par l'hygiène publique et l'emploi savamment appliqué de la médication *spécifique*, ont pu déjà, en dépit des préjugés et du charlatanisme qui les exploite souvent, produire des résultats appréciables ; mais, en l'absence d'une répression légale presque impossible, c'est à la conscience de chacun que revient le soin de travailler à l'extinction de cette lèpre des temps modernes.

Que nos soldats se pénètrent donc bien de l'idée qu'ils peuvent concourir eux-mêmes à ce résultat, en n'oubliant jamais que, si c'est un malheur de contracter cette maladie, c'est toujours une infamie et une lâcheté de la communiquer. J'aimerais, en échange du bon vouloir que je leur demande et qu'ils m'accordent sans doute à cet égard, pouvoir au moins leur indiquer un préservatif infaillible : ce serait le moyen de garantir de cette dévorante contagion les égarements fortuits, les défaillances de nature et les folles imprudences de tous ceux à qui je n'aurai point su inspirer suffisamment la crainte de si périlleux entraînements. Mais, franchement, tout ce qui a été proposé à cet effet me semble plutôt dangereux qu'efficace, par suite de la trompeuse confiance à laquelle seraient appelés les individus qui voudraient y recourir. Je n'en excepte pas même l'ignoble expédient que le vice rendu prudent demande à une impudente industrie, et je rappellerai à ceux qui le connaissent, que ce n'est pas sans raison qu'on a qualifié ce moyen de *cuirasse contre le plaisir*, de *toile d'araignée* contre le danger.

Mais il est bien temps de quitter ce bas fond de souillures où j'ai entraîné et peut-être trop retenu mes lecteurs, dans l'intention de leur laisser l'ineffaçable souvenir des profondes dégradations engendrées par le libertinage. Ceux qui auront eu le courage de sonder avec moi ce cloaque de corruption, doivent éprouver le besoin de remonter aux pures régions où l'homme se retrouve dans l'intégrité de son être et dans toute la perfection de sa nature originelle. C'est sur ce terrain d'ailleurs qu'il faut revenir pour mesurer l'étendue de la chûte dans laquelle nous avons vu se précipiter le malheureux égaré sur la pente du vice. C'est aussi à cette hauteur qu'il faut se placer pour comprendre les déviations du *sens moral* dont la perversion agit comme cause et effet dans la funeste habitude qui fait l'objet de ce chapitre.

PERVERSION DU SENS MORAL.

Or, le *sens moral* est ce sentiment inné du vrai, du bien et du juste qui inspire à l'homme, dans l'usage de ses facultés physiques, intellectuelles et morales, les grandes et nobles déterminations et l'entraîne à réaliser sa destinée terrestre dans la mesure du devoir et souvent même du sacrifice. C'est ce feu sacré qui, dans un autre ordre de choses, fait par exemple de l'homme de guerre, au jour du danger, un héros sublime de dévouement, en dépit de l'instinct animal de la conservation; enfin, et pour rentrer dans notre sujet, c'est ce rayon divin qui éclaire notre âme, échauffe notre cœur et fait resplendir l'amour humain d'un éclat presque surnaturel en le rapprochant de l'idéal de la perfection et de la félicité. La pureté est l'huile sainte qui entretient cette flamme toute céleste ; sans elle, le besoin d'aimer se dégrade, s'avilit et se ravale bientôt aux appétits grossiers et instinctifs de la brute.

Il faut qu'on le sache bien, la vraie, l'unique source du bonheur est dans l'existence du sens moral, car il est le dispensateur des biens les plus exquis, des jouissances les plus pures, le régulateur et le soutien de la vie. C'est donc à le conserver ou à le reconquérir que doivent tendre tous nos efforts. Aussi aux gens qui m'accuseront de demander l'impossible, et de sortir des conditions de l'humanité, je répondrai par le passage suivant emprunté à l'ouvrage intitulé *Nature et Virginité* de M. le docteur Duffieux.

« On ne peut pas demander le caractère distinctif de l'homme à son organisation matérielle.... Car, à côté des appétits et des instincts de la vie animale, il y a dans l'homme la raison et le sens moral qui le distinguent essentiellement de toute la série zoologique ; par conséquent il y a en lui, au point de vue de la *physiologie* elle-même, deux ordres de fonctions qui le poussent dans deux directions opposées ;

les unes lui procurent toutes les jouissances de la brute, les autres l'inondent de toutes les splendeurs de l'intelligence et le grandissent de toute la majesté de la morale. Or, l'état le plus digne de l'homme n'est-ce pas celui qui décuple les puissances de son âme, n'est-ce pas celui qui tend à l'éloigner de l'animalité, n'est-ce pas celui qui en fait une image vraie du créateur, en développant sa vie rationnelle et morale, cette vie qui n'a été donnée qu'à l'homme, cette vie qui est le signe caractéristique de sa nature, le signe distinctif de la grandeur et de la majesté humaine? »

Gardons-nous donc de confondre l'amour humain, tel qu'il est véritablement dans son essence, tel qu'il peut être surtout, pour l'éternelle félicité des hommes appelés à en jouir, avec cette volupté toute charnelle qui s'épuise et s'éteint si vite dans le mépris d'elle-même.

« L'amour, dit Lamennais, repose au fond des âmes pures comme une goutte de rosée dans le calice d'une fleur. »

Or, c'est seulement, quand le cœur de l'homme est inondé de cette bienfaisante rosée, qu'il peut connaître la douce ivresse du vrai bonheur.

Mais c'est au lien conjugal qu'il faut la demander, en apportant, selon l'expression d'un estimable écrivain (1), « des os encore verts, des désirs jeunes et chastes, de fraîches espérances et des amours non encore attiédies. » Veut-on une image plus sensible de ce bonheur? un philosophe allemand, Frédéric Schlegel, va nous l'offrir dans le passage suivant, emprunté à sa *Philosophie de la vie*.

« Ennobli par les liens de la fidélité, le penchant de l'amour reçoit la sublime consécration qui nous le représente sous l'idée sainte du sanctuaire de la vie terrestre, sanctuaire sur lequel reposent les antiques bénédictions de Dieu, et d'où découlent la félicité domestique et la prospérité des nations. C'est de l'amour conjugal, fondement de l'union des familles, que dérivent tous les liens moraux qui font les charmes de l'existence, tels que l'amour maternel, la piété filiale et les douces relations de parenté, liens qui, pris ensemble, forment en quelque sorte l'esprit vital et le fluide nerveux de la société humaine. »

(1) M. Sainte-Foi, *Livre des peuples et des rois.*

Voilà les biens que l'on abandonne et dont on se prive pour des plaisirs fugitifs toujours suivis d'amers regrets.

« Oser goûter de pareilles jouissances, s'écrie Joseph Droz, (1) c'est sacrifier le bonheur aux plaisirs éphémères. C'est ressembler à l'imprudent qui dépouille un arbre de ses fleurs pour jouir de leur éclat ; il perd les fruits qu'il devait recueillir et bientôt il voit les fleurs se faner. »

Comment se fait-il donc que tant d'hommes, en déflorant ainsi l'arbre de la vie, perdent si follement la riche récolte qu'ils n'avaient qu'à laisser mûrir ? Il n'est peut-être pas sans importance et sans intérêt d'en rechercher la cause, et de suivre la marche de cet entraînement.

Le sens moral procède évidemment de l'esprit et du cœur, c'est-à-dire, de la raison et du sentiment, et la chasteté, *ce lis des vertus*, comme l'appelait saint François-de-Sales, en est l'aliment le plus précieux. Mais, en s'enchaînant à la chair par des complaisances qui ne tardent guère à devenir des servitudes, l'esprit et le cœur perdent bientôt de leur puissance.

(1) *Essai sur l'art d'être heureux.*

En mettant devant ses yeux un bandeau tout charnel, l'homme se fait nécessairement des ténèbres appropriées aux sourdes convoitises de la chair. Est-il donc étonnant que l'intelligence s'allanguisse, que les sentiments honnêtes se dépravent, que l'esprit du devoir s'efface devant l'instinct animal qui grandit et commande ?

Aussi les premiers égarements, assez vite dépassés, ne sont-ils plus bientôt que de légères *faiblesses*, des *nécessités* de *nature*, et ainsi, par un enchaînement logique du mal qui s'accroît, la vérité elle-même s'altère dans sa signification, le mensonge se glisse dans les mots pour exprimer des choses deshonnêtes sous le vernis mondain d'une hypocrite bienséance. C'est ainsi, qu'abrités par le nom de *galanterie*, les plus criminels engagements arrivent à n'être que de *glorieuses conquêtes*. A la décence des paroles, à la douceur, à la modestie des manières, succèdent rapidement, la hardiesse du langage, une immodeste assurance, l'audace du regard et même l'effronterie du geste. Enfin, l'impiété est la conséquence forcée de cette débâcle du sens moral, car que ferait, je vous le demande, l'idée religieuse au milieu de ces déréglements? L'esprit, déjà assez troublé, n'a pas de peine d'ailleurs à s'accommoder de tous les sophismes destinés à le débarrasser d'une crainte importune et c'est ainsi que l'on devient *esprit fort* à force de faiblesse et d'aveuglement.

Telle est la forme sous laquelle se dessine la décadence du sens moral chez les gens du monde et, par conséquent, dans la classe instruite des militaires; mais oserai-je bien décrire celle que peut revêtir l'entraînement des individus auxquels manquent le poli de l'éducation et le respect des convenances? Oserai-je parler de ces paroles grossières, de ces propos ignobles, de ces conversations ordurières, de ces gestes inqualifiables, de ces chants abominables qui rappellent encore dans notre armée les mœurs farouches et dépravées de la soldatesque d'une époque éloignée? Il est vrai que cette licence des camps et des casernes est maintenant plus apparente que réelle, et qu'il faut plutôt voir, sous ces crâneries d'impudeur, une coutume traditionnelle de métier que la preuve d'un abaissement complet du sens moral; mais cette licence n'en est pas moins un bien grand mal, et l'on ne peut trop s'élever contre un pareil oubli de la dignité humaine. Il n'est que trop certain, après tout, que ces habitudes deshonnêtes, en familiarisant avec le vice, en ôtent l'aversion et laissent pour le moins dans la mémoire et dans l'imagination des souvenirs et des images qui y demeureront toujours comme une lie de souillure morale. Cette situation réclame un remède, car on ne peut disconvenir qu'elle est un des plus grands écueils de la vie du soldat. Espérons donc que la loi, qui nous demande le sang de nos fils, saura nous répondre de leur moralité.

Que mes lecteurs me permettent cette digression : leur intérêt et celui de la société m'obligent à ne négliger aucune des raisons qui peuvent détourner du libertinage. Toutefois, avant d'aller plus loin, je tiens à déclarer que de tous les ravageurs d'innocence que l'armée renferme, les plus dangereux et les plus endurcis ne sont pas, à mon avis, ceux que le défaut complet d'instruction retient au dernier rang de la hiérarchie militaire. A ceux-ci le tableau que j'ai tracé des misères physiques de l'inconduite parlera mieux sans doute que cette analyse des flétrissures morales ; mais ce n'est pas trop de montrer aux autres, dans tout son jour, la plaie hideuse faite au cœur et à l'esprit par l'énervante habitude de la volupté. Il faut bien faire voir que l'impure métamorphose des compagnons d'Ulysse, est de tous les temps, de tous les lieux et de toutes les conditions.

D'ailleurs, comme le dit si bien M. le docteur Max Simon (1), « aux hommes qui se vautrent chaque jour dans des plaisirs immondes, pour qui la vie, à force de s'enivrer de toutes les voluptés de la chair, n'est plus qu'une aptitude à sentir le plaisir, qui ont désapris toutes les grandes pensées, tous les grands sentiments humains, pour s'endormir dans leur égoïsme, comme le mollusque dans sa coquille, il faut rappeler la dignité humaine. »

D'autre part aux demi savants qui abritent leurs désordres sous un prétendu besoin de nature, ne faut-il pas montrer combien est juste cette pensée d'un grand physiologiste allemand (2): « La lubricité tient plus souvent au vide de la tête qu'à la plénitude des organes qui lui servent d'instruments. » Enfin, pour les glorieux du vice dont

(1) *Hygiène de l'âme et du corps.*

(2) Burdach. *Physiologie.*

l'admiration des sots et les applaudissements des fous assurent le triomphe ne convient-il pas de faire remarquer avec Virey (1), que « la plupart des hommes de génie sont peu portés aux voluptés, qu'au contraire les individus les moins intelligents s'adonnent à la luxure, comme les crétins ; que le nègre est passionné en amour, que les singes tombent dans une dégoûtante lubricité ; qu'ainsi, à mesure que les cerveaux se rétrécissent, la volupté grandit. »

Assurément, dans l'état actuel des mœurs sociales, ces considérations ne sont pas superflues même dans l'armée. Puissent-elles seulement, sans froisser personne, atteindre le vice qu'elles veulent frapper !

Mais pour reprendre l'étude de la dépravation du sens moral, disons tout de suite que *l'égoïsme sans entrailles* des hommes adonnés à la luxure, passion si opposée à l'abandon du véritable amour, est un fait immense dans sa portée, car il peut suffire à expliquer tous les criminels désordres que le libertinage produit dans l'ordre moral des sociétés. « L'homme vicieux n'aime

(2) *Dictionnaire des sciences médicales.*

pas, dit l'auteur des Paroles d'un croyant, il convoite, il a faim et soif de tout ; son œil, tel que l'œil du serpent, fascine et attire, mais pour dévorer. »

Saint Paul avait déjà donné à cette vérité l'autorité de sa parole évangélique, en déclarant le voluptueux un homme sans affection, sans douceur, sans bonté. Un de nos littérateurs les plus distingués, M. Sainte-Beuve, qui a fait du cœur humain une étude si approfondie dans son livre intitulé *Volupté*, ne voit lui-même dans l'homme adonné à la luxure, qu'un *semblant* de *compassion*, une *surface* de larmes ; car, dit-il, le voluptueux est personnel, fantasque comme son désir, tantôt prévenant et d'une mobilité d'éclat qui fascine, tantôt, dès qu'il a réussi, farouche, terne, fuyard, se cachant comme Adam après sa chûte dans les bois du paradis. »

Après ce qui précède, l'on comprendra sans peine l'influence du libertinage dans la production de tous les désordres et de tous les crimes qui désolent l'humanité. N'est-ce pas fort souvent par lui, à cause de lui et pour les honteuses satisfactions qu'il recherche, que la jalousie pousse au meurtre ; que la perfidie prépare et répand le venin de la calomnie ; que l'injustice sollicite ou accorde des faveurs imméritées ; que la prodigalité dissipe les plus honorables patrimoines ; que le talent se prostitue ; que l'incapacité arrive par l'intrigue à de scandaleux honneurs ; que l'indigence enfin usurpe la richesse par les plus frauduleux moyens ? Et si l'on recherchait dans l'histoire l'action néfaste de la volupté, quelle poussière d'immondices cette investigation ne soulèverait-elle pas ? Quels crimes dynastiques, quelles hontes nationales, quelles guerres criminelles on verrait surgir de cette source impure !

Mais à quoi bon demander à de si hauts scandales des enseignements que les mots seuls nous donnent par un enchaînement naturel ? Écrivez donc le mot *séduction*, et vous trouverez à sa suite la liste de misères qui s'appellent oubli de famille, détournement de mineures, concubinage, naissances illégitimes, abandon et exposition d'enfants, attentat aux mœurs, prostitution, adultère, bigamie et inceste ; ajoutez-y la *violence*, et vous aurez le rapt, le viol, l'avortement, l'infanticide, et enfin, en passant, ce qui ne peut s'écrire, l'assassinat lui-même, c'est-à-dire tout ce qui peuple les prisons et les bagnes, et ce qui vient finir sous le couteau de la loi ?...

Ah ! je vous le demande en frémissant, qui pourrait jamais prévoir l'avenir de malheur et d'infamie qui attend, pendant le cours ou au terme de l'entraînement libidineux, le malheureux jeune homme, si riche de santé et d'espérances, que le poison de la volupté vient saisir au seuil de sa carrière ? Il faut que *jeunesse se passe*, dit un proverbe stupide. Non, *jeunesse ne passe pas* : le temps lui seul passe; mais la jeunesse de l'homme demeure tout entière dans les habitudes acquises. Elle se retrouve dans la virilité avec la faiblesse du corps, avec les rides précoces, avec la stérilité du cœur et de l'esprit, avec la corruption de l'âme; ou bien elle y brille d'un nouvel éclat, au milieu de la plénitude d'action de ses facultés aimantes et productives, heureuse d'elle-même et grandie par l'effort du bien. Elle reparaît enfin dans la vieillesse, triste, morose, seule et accablée sous le poids d'une décrépitude chargée de honte, d'infirmités, de regrets et d'appréhensions ; autrement, reverdie par l'usage vivifiant d'une vie honnête et bien remplie, entourée d'amour et de respect, elle attend, le sourire aux lèvres, qu'il plaise à Dieu de lui demander compte de l'existence. Non, *jeunesse ne passe pas*, croyez-moi, jeunes gens pour qui j'écris ces lignes. Tâchez, s'il en est temps encore, qu'elle soit toujours pour vous exempte de souillures, de honteux souvenirs, de tardifs embarras, de remords et d'inquiétudes !.. Le bonheur n'est qu'à ce prix : c'est à vous de savoir le saisir.

Mais je ne veux pas même laisser au vice que je combats, le prétexte du plaisir qu'il recherche ; il faut que l'insensé cesse de croire la voix de la femme corrompue qui lui crie : « que les eaux dérobées sont plus douces et que le pain pris en cachette est plus agréable. »

Qu'est-ce donc en lui-même que ce plaisir, objet d'une si curieuse convoitise, avant qu'on le connaisse et qui ne laisse après lui qu'une illusion de moins et une tristesse de plus (1) ? Un rien, une misère que l'union des âmes confondues dans le but mystérieux de la procréation peut seul ennoblir ; autrement ce n'est au

(1) *Omne animal triste post coïtum.*

fond qu'un ridicule transport dont rirait de pitié celui qui l'éprouve, s'il pouvait en être le témoin. « Oh ! la vile créature que l'homme et abjecte, s'écrie Montaigne, s'il ne se sent soulever par quelque chose de céleste ! »

Si au moins la première satisfaction donnée à l'instinct génital pouvait en tempérer l'ardeur par la connaissance du mirage trompeur des plaisirs qu'il promet ! Mais elle ne fait que provoquer de nouveaux besoins, par je ne sais quelle inconséquence de notre nature : ce qui a fait dire avec raison qu'il n'y a que le premier pas qui coûte dans l'entraînement de la volupté. Croyons-en donc la profonde sagesse de notre vieux moraliste Charron, quand il nous dit dans son langage naïf : « Et pour ce que c'est une passion violente et ensemble piperesse, il se faut remparer contre elle et se garder de ses appasts ; plus elle nous mignarde, plus deffions nous en ; car elle nous veust embrasser pour nous étrangler ; elle nous appaste de miel pour nous saouler de fiel. »

Toutes ces considérations m'amènent à parler de la *continence*, seul préservatif du libertinage et des maux qu'il produit. Cette question si délicate à traiter devant des militaires me commanderait bien des ménagements et des transactions de conscience, si, en prenant la plume, je ne m'étais promis de sacrifier toujours à la vérité le désir de plaire. « Osez, dit Jean-Jacques Rousseau, confesser Dieu chez les philosophes, osez prêcher l'humanité aux intolérants. » Pourquoi donc n'oserais-je pas parler de la continence à des hommes peu enclins à la pratiquer ?

« A défaut de conventions sociales et d'intérêts moraux, dit M. le docteur Becquerel (1), il y a de très-bonnes raisons en faveur de la chasteté et de la continence, et le médecin peut prêcher une doctrine que ne désavoueraient pas les casuistes les plus sévères. »

Evidemment, comme être créé, l'homme doit payer sa dette à la nature et lui rendre ce qu'il en a reçu, en remettant intact le flambeau de la vie à des mains chargées à leur tour d'en perpétuer la transmission. C'est la première loi du monde. Mais comme être *social*, (et il ne peut se concevoir autrement), c'est par le

(1) *Traité d'hygiène*, 2e édition, page 605.

mariage seul qui fait la famille et la société; que l'homme doit accomplir cette loi fondamentale. Or la société humaine, fractionnée par la diversité des races et des langues, en corps distincts de nations, et agitée sans cesse par le conflit des passions et des intérêts, avait besoin, pour la moraliser et la défendre efficacement, d'hommes que les *liens de la famille* ne pussent entraver dans cette œuvre de dévouement. De là, le *célibat religieux* et le *célibat militaire*, noble infraction à la loi de la nature, qui concourt cependant au but dont elle semble s'écarter.

Est-il besoin de faire remarquer que la continence est la conséquence logique de cette double institution? Car, sans elle il faut rentrer par le mariage dans la loi commune, et alors la société périclite par la dissolution de ces deux éléments conservateurs, ou bien il faut que l'amour à l'*aventure* prenne la place du lien conjugal. Mais l'amour à l'aventure n'est rien moins, pour nous servir des termes de M. le docteur Duffieux, « qu'une ignoble imitation de l'animalité sauvage et, par conséquent, une impossibilité sociale, puisqu'il aboutit à l'isolement, au désordre, au chaos, à la négation de la société. » J'ajouterai aussi, avec le même auteur, que c'est de plus une *lâcheté* et une *injustice*, parce que, dans ce cas, l'homme abandonne la femme à elle-même, après en avoir usé, et décline sans pitié les charges de la paternité.

Ainsi, célibat religieux et célibat militaire pris dans leur acception la plus étendue, voilà les deux colonnes fondamentales de l'édifice moral et matériel des sociétés ; car l'un élève l'homme, ainsi divinisé par le sacrifice volontaire de la chair, à toute la puissance de l'esprit et donne à sa parole la sainte autorité de l'enseignement ; l'autre, en imposant à l'homme de guerre le renoncement *temporaire* des jouissance de la volupté décuple la force de son bras, grandit et ennoblit son courage par l'exaltation du sens moral et lui assure dans un avenir prochain, pour le *bonheur de toute sa vie*, le noble usage d'une forte et honnête virilité : merveilleux rapprochement de l'autel et du glaive, du prêtre et du soldat, et signe infaillible de la mission divine qui leur est dévolue dans l'ordre providentiel de leurs destinées!...

Le célibat militaire a donc son principe dans le but même pour lequel l'armée est instituée ; toutefois, nous reconnaissons qu'il réclame la mise en œuvre d'une vertu bien difficile ; l'essentiel est qu'elle ne soit pas impossible. Voyons, sans déserter la *science* et la *raison*, si l'on peut y prétendre.

Traitée scientifiquement, la question de la continence a été savamment discutée et, on peut l'affirmer, victorieusement résolue par M. le docteur Duffieux ; mais comme il serait trop long de reproduire ici les arguments de notre confrère, nous ne pouvons que renvoyer à la lecture de son intéressant ouvrage (1) les esprits sérieux qui voudraient s'éclairer sur ce sujet.

Au seul point de vue de l'*hygiène*, l'heureuse influence d'une continence *temporaire*, telle que nous la demandons, ne peut donc être mise en doute, car c'est une vérité dont l'évidence ne ressort que trop des effets nuisibles du vice qui lui est opposé ; d'autre part, notre exposé

(1) *Nature et virginité*. Paris, 1854, Julien Lanier et Compagnie, éditeurs, rue de Buci, n. 4.

des causes qui rendent si funestes les excès sexuels ne peut que la confirmer ; enfin, le fait remarquable de la longévité tout-à-fait exceptionnelle des prêtres et des religieux, constaté statistiquement par M. le docteur Descuret en est la preuve péremptoire.

De son côté, la raison, en indiquant la source du vrai bonheur, montre assez où il convient de le chercher.

« Il n'est pas vrai, dit Montesquieu, (1) que l'incontinence suive les lois de la nature; elle les viole au contraire. C'est la modestie et la retenue qui suivent ces lois. »

Mais laissons s'expliquer à cet égard un des patriarches du rationalisme moderne.

Après avoir reconnu, non sans un léger correctif, que la continence (2) élève le degré de la chaleur animale, donne à l'esprit plus de pénétration, de force, de hardiesse, qu'elle nourrit dans l'âme toutes les dispositions tendres, bienveillantes et généreuses, » Cabanis (3) fait

(1) *Esprit des lois*, livre XVI, chap. 12.

(2) *Rapports du physique et du moral de l'homme*, édit. du docteur Cerise, p. 220.

(3) Même ouvrage, p. 427 et 428.

plus loin au nom de la raison, les déclarations suivantes :

« Qu'on se garde bien de craindre, avec quelques esprits bornés, qu'ennemie des illusions et de leurs vaines jouissances, la saine morale puisse jamais, en les dissipant, nuire au véritable bonheur...... En fouillant dans les trésors cachés de l'âme humaine, on verra s'ouvrir de nouvelles. sources de bonheur, on verra s'agrandir journellement le cercle de nos destinées et la raison n'a pas moins de découvertes utiles à faire dans le monde moral, que n'en font dans le monde physique ses plus heureux scrutateurs. »

Ainsi *scientifiquement* et *rationnellement* une continence temporaire bornée, comme cela peut avoir lieu dans l'état militaire, à une simple durée septennale qui commence à l'âge de vingt ans, est bien plutôt favorable que nuisible. En effet, en prolongeant le sommeil des organes générateurs, elle achève le développement de la force physique, intellectuelle et morale de l'homme, et ne fait même que le préparer à une aptitude conjugale plus complète, pour le moment où il convient de donner essor à la fonction génératrice. Faut-il rappeler qu'à Sparte les lois de Lycurgue ne permettaient point aux hommes le mariage avant l'âge de trente-sept ans?

« La puberté, dit M. le docteur Michel Levy, n'est que le signe initial d'une phase nouvelle de l'organisme; la plénitude de cette phase, c'est-à-dire l'accroissement complet de tous les organes qui président aux phénomènes physiques et moraux correspond à une époque postérieure à celle que la loi a stipulée pour le mariage. »

En fixant donc avec M. Levy et la plupart des médecins l'époque matrimoniale de l'homme entre vingt-cinq et trente ans, nos exigences à l'égard du célibat militaire ne s'écartent pas des besoins réels de la nature.

On opposera peut-être à nos considérations en faveur de la continence les prétendus accidents qu'on lui attribue. Le docteur Thouvenel (1) répondra pour nous à cette objection : « Il faut mettre au rang des faits mal observés, dit-il, tout ce qu'on rapporte des maladies causées

(1) *Éléments d'hygiène*, tome I, p. 306.

par la continence. Les accidents qui peuvent survenir à la suite de l'accumulation du sperme dans les glandes chargées de le sécréter, ne sont que passagers; ils cessent quand l'objet qui a mis les organes générateurs dans un grand état d'excitation n'est plus là pour les impressionner. La plupart des tumeurs désignées sous le nom de *spermatocèles*, n'étaient que des maladies organiques des testicules. »

Nous ferons remarquer, en outre, que la *nature* a largement remédié aux inconvénients qui pouvaient résulter de la continence, en accordant à l'homme le privilége des évacuations spermatiques connues sous le nom de *pollutions nocturnes*. Ces excrétions spontanées étaient nécessaires, suivant l'observation judicieuse d'Hufeland, *pour assurer notre liberté;* car, dit-il, « elles nous délivrent des chaînes de l'instinct purement animal, nous donnent la faculté de subordonner cet instinct à des lois et à des vues morales, et nous rendent maîtres de notre liberté sous ce rapport... Nouvelle preuve, ajoute l'auteur, que notre physique a été calculé d'après notre perfection morale et que la moralité est une des qualités les plus inséparables de notre nature, une de celles qui nous sont le plus essentielles (1). »

Mais quel contre-poids opposer avant le mariage aux tendances de l'emportement érotique? Le meilleur, à défaut de principes moraux et religieux, est sans doute, la connaissance des maux que nous avons décrits ; vient ensuite le sage emploi du temps par des *travaux* appropriés aux goûts de chacun, par des distractions qui puissent tenir en haleine les forces corporelles ou mettre en jeu les facultés de l'esprit ; mais parmi toutes ces choses, l'*exercice musculaire* poussé, s'il le faut, jusqu'à la fatigue, sera le plur sûr talisman contre le danger. Il est même désirable qu'une passion véritable pour les occupations ou pour les plaisirs choisis vienne parfois prendre la place de la passion vicieuse qu'il faut réduire au silence. Des travaux manuels, des études particulières, la culture d'un talent d'agrément, le goût des collections, la chasse, la pêche, etc., sont en ce genre de très utiles diversions. A ces correctifs il importe d'en

(1) *L'Art de prolonger la vie de l'homme*, traduct. Jourdan, p. 319.

ajouter un d'une très grande efficacité, c'est la *tempérance* dans le boire et dans le manger, aidée par un régime peu excitant. Enfin il va sans dire qu'il est indispensable d'éviter les entretiens, les lectures, les fréquentations et les amusements qui peuvent stimuler le sens génital.

Néanmoins, il faut bien avouer qu'en dépit de toutes les précautions, l'aiguillon de la chair dominera plus d'une fois les plus fortes résolutions. Mais que faire alors au milieu de ce combat inégal de la volonté et de l'instinct? Dans cette extrémité, je le déclare hautement, il n'y a que la crainte religieuse qui puisse nous sauver de la défaite et nous retirer de la pente où nous glissons.

Je m'arrête sur cette déclaration pour demander à ceux qui s'étonneraient de mon langage pourquoi l'hygiène dont le but est le perfectionnement physique et moral de l'homme, repousserait-elle le concours de la religion si bien d'accord avec ses propres doctrines? Ne serait-ce pas après tout une insulte à l'esprit de l'armée que de la supposer incapable d'entendre le langage du bien puisé aux sources de l'éternelle sagesse?

Non, le cœur du soldat n'est point fermé aux touchantes impressions du sentiment religieux, et son oreille ne se refuse pas plus que son intelligence aux imposantes leçons de l'enseignement divin. Instrument des desseins cachés du Dieu des armées dont il accomplit l'œuvre providentielle, l'homme de guerre possède en lui-même de pieux instincts qui éclatent en traits sublimes à l'heure suprême du dévouement et le disposent d'autant mieux à écouter et à comprendre la parole sainte, loin des dangers de la lutte et du fracas des batailles. Nous trouvons dans les souvenirs de notre vie militaire la preuve de cette aptitude et nous la livrons en témoignage de ce que nous venons d'avancer.

Il y a une dixaine d'années, une petite colonne d'observation à laquelle j'étais attaché comme médecin aide-major, hivernait sur les hauts plateaux de l'Algérie, au-dessous du poste fortifié de Frenda. Devant la nécessité d'un séjour prolongé au milieu des neiges, chacun dut s'ingénier à se créer un abri moins fragile et plus chaud que nos frêles maisons de toile. De toutes parts, sur l'invitation du chef, s'élevèrent rapidement, dans un ordre à faire honte aux villes les mieux percées, des *gourbis* fermés par d'épaisses cloisons en feuillage de lentisque et surmontés de faîtes recouverts par des branches de laurier rose. L'émulation apportée à ce travail fit merveille et mit le comble à l'industrieuse activité de nos soldat. Ces chaudes et confortables demeures et les rigueurs extérieures de la saison invitaient aux plaisirs à huis clos. De tous côtés se formèrent, selon l'attraction des grades, des goûts, des habitudes et des caractères, des groupes de camaraderie dont les meilleures gîtes devinrent les centres de réunion.

Mon habitation, assez spacieuse, fut, pour sa part, le rendez-vous habituel de quelques officiers, sympathiques compagnons de ma vie nomade. Parmi nous, comme ailleurs, le jeu, la chanson, le bon mot, la causerie grave ou enjouée et quelques libations défrayèrent quelque temps nos loisirs ; mais une cargaison de livres, revues et journaux, dont l'obligeance du commandant supérieur (1) de Tiaret vint à

(1) M. de Pontevès, alors chef de bataillon au 13e lé-

gratifier notre camp, mit bientôt à la mode, dans tous les cercles, un plaisir d'un nouveau genre, la lecture à haute voix. Eh bien! qui le croirait? au milieu de tous les sujets intéressants que le théâtre, l'histoire, les voyages, le roman et la politique de l'époque offraient à notre curiosité, la religion fut loin d'être délaissée. Le journal l'*Epoque*, dont l'immense format rappelait celui de certaines gazettes anglaises, avait reproduit une série de conférences de M. de Lacordaire. Or, les feuilles qui renfermaient ces magnifiques discours furent l'objet d'une préférence toute particulière, et l'empressement à se les procurer serait encore pour moi un étrange mystère, si je n'eusse partagé le plaisir de cette lecture. L'impression produite sur mes amis et sur moi par notre lecteur de prédilection, nous répétant les paroles de l'éloquent Dominicain est toujours présent à ma pensée; je vois d'ici le silencieux recueillement de mes camarades, et

ger, un des plus nobles cœurs que j'aie connus; devenu depuis général, il est mort en héros sous les murs de Sébastopol.

je trouve encore dans mes souvenirs ce frémissement muet qui nous gagnait, tous, aux plus beaux passages de l'orateur chrétien. Mais aussi quel touchant contraste n'était-ce pas pour nous que celui de nos chaumières servant d'écho aux voûtes de Notre-Dame ; au milieu de ce camp caché dans les neiges au fond de l'Algérie !

En relisant ces éloquentes conférences, j'y trouve, sur le sujet que je traite, une page qui en est le complément. C'est donc par cette citation que je terminerai mon chapitre du libertinage dont elle se trouve, en quelque sorte, être la conclusion.

« Quand vous regardez dans l'histoire de notre pays, dit M. de Lacordaire, et que vous y voyez tous ces noms illustres qui en étaient la couronne, couronne de baron, couronne de comte, couronne de marquis, couronne de duc, toutes ces vieilles couronnes qui formaient la couronne totale du pays, et qu'ensuite, regardant ces races dans le présent, vous en trouvez qui plient sous le fardeau de leur antiquité, enfants dont l'épée maniée par leurs pères avait étendu les frontières de la patrie et de la vérité, et qui ne peuvent plus rien ni pour l'une ni pour l'autre, il ne ne vous est pas difficile d'en connaître la cause. Le vice a passé dans ces races et en a rongé les fibres vives. Il n'épargne pas même les nations. Un temps vient, et pour quel peuple n'est-il pas venu tôt ou tard? un temps vient où l'histoire civilisée succède à l'histoire héroïque; les caractères tombent, les corps diminuent, la force physique et morale s'en va d'un même pas, et l'on entend de loin le bruit du Barbare qui s'approche et qui regarde si l'heure est venue d'enlever du monde ce vieillard de peuple. Quand cette heure a sonné, quand un pays se sent trembler devant la destinée qui a passé sur lui, quel souffle a tari sa vie? toujours, le même; la mort n'a qu'un grand complice. Ce peuple s'est abâtardi dans les homicides joies de la volupté; il a versé son sang goutte à goutte, et non plus par flots, sur les champs féconds du dévoûment; or, il y a du sang versé de la sorte une vengeance inévitable, celle que subissent dans la servitude et la ruine toutes les nations finies. »

TITRE III.

DES HABITUDES PHYSIOLOGIQUES ET DES HABITUDES MORALES.

CHAPITRE PREMIER.

DES HABITUDES PHYSIOLOGIQUES.

Il y aurait beaucoup à dire, pour relater tout ce que l'hygiène des troupes peut offrir d'intéressant dans l'immense question des habitudes, et en particulier de celles que les auteurs désignent sous le nom d'habitudes *physiologiques*. Car la vie du soldat n'est, après tout, que la répétition continuelle d'actes fonctionnels uniformes et l'éducation militaire ne s'opère qu'en vertu d'exercices sans cesse renouvelés. N'est-ce pas l'accoutumance qui, en familiarisant l'homme de guerre aux mille détails du service, aux labeurs du métier, lui procure l'esprit d'ordre et d'exactitude, l'endurcit à la peine, l'assujétit peu à peu à toutes les difficultés, perfectionne ses sens, développe ses facultés et consacre son aptitude professionnelle? L'influence des habitudes éclate donc dans presque toutes les choses de la vie militaire; mais c'est dans les grandes circonstances qu'on peut en apprécier les résultats, et principalement sur le champ de bataille où l'imprévu joue cependant un si grand rôle. En effet, le coup d'œil du chef, la décision et la clarté du commandement, la promptitude et l'aplomb de l'exécution, l'habileté des manœuvres et le sang-froid des combattants ne sont en définitive que la conséquence de la meilleure des habitudes, celle qui constitue l'expérience.

La mise en œuvre d'une attention soutenue, d'une application persévérante dans l'étude théorique et pratique de l'art de la guerre, l'assiduité dans l'exercice physique des organes et dans l'action des facultés pensantes et agissantes, la constance dans les situations pénibles et difficiles se règlent, se maintiennent, se perfectionnent toujours par l'accoutumance. Mais c'est surtout dans la répétition *réfléchie* et *raisonnée* de toutes ces choses que consiste le véritable apprentissage du métier des armes ; autrement, l'habitude n'est plus que de la *routine* et l'homme de guerre une *machine* qui fonctionne aveuglément.

« La *réflexion*, dit Condillac, veille à la naissance des habitudes et de leurs progrès ; mais à mesure qu'elles se forment, elle les abandonne à elles-mêmes. »

Cependant, qui dit réflexion dit *consentement*, et l'on arrive ainsi, dans l'ordre moral des choses, à trouver un *acte libre* au début de l'habitude : d'où il est logique d'attribuer à l'homme sa part de *responsabilité* dans la coutume du bien et du mal, quelque invétérée et irréfléchie qu'elle puisse paraître.

Quoi qu'il en soit, toutes les fonctions vitales sont subordonnées à l'habitude. C'est en vertu de la direction imprimée par elle aux actes de l'organisme, aux idées, aux sentiments même que se coordonnent, en tel ou tel sens, la santé, l'esprit, le caractère. Le mot *éducation* résume, à lui seul, cette triple acquisition, il en mesure toute l'étendue. L'habitude est donc, pour ainsi dire, le nœud de l'existence, car c'est elle qui fait l'homme fort ou faible, instruit ou ignorant, bon ou mauvais, heureux ou malheureux.

Mais l'homme est une *volonté pourvue d'intelligence* et de *liberté*, et , comme tel, il a le pouvoir d'agir sur ces dispositions habituelles, de les réduire, de les étendre, de les modifier enfin suivant ses goûts, ses besoins, ses passions et, mieux encore, suivant les conseils de sa raison.

Néanmoins, si la volonté humaine est assez puissante pour réfréner et changer l'habitude, ce n'est guère qu'à l'époque de la vie où la force de la coutume n'a pu encore s'enraciner bien avant dans l'organisation ou dans le caractère ; autrement, la volonté abdique presque toujours sa souveraineté et se traîne en esclave à la remorque de l'accoutumance. La *jeunesse* est ce temps d'opportunité : plus tard, ce n'est qu'au prix de mille difficultés, à l'aide d'un bien rare courage, ou, par une faveur toute spéciale, que le *vieil homme* arrive à se transformer.

Ne comptez donc point, jeunes gens, sur la possibilité de ce retour ; ne sacrifiez point l'avenir au présent, et, pendant qu'il en est temps encore, recueillez-vous, faites l'inventaire de vos habitudes, pour persévérer dans les unes et opposer aux autres la barrière d'un vouloir honnête et persévérant.

« C'est à cela qu'il convient de songer avant tout, dit J.-B. Say, d'autant plus que le bonheur n'est point incompatible avec le bon emploi de la jeunesse ; bien au contraire : les jeunes gens dont la vie est un mélange d'occupations et de plaisirs simples, ont en somme plus de jouissances que les jeunes gens les plus dissipés. C'est la vie simple, ce sont les occupations utiles qui font goûter les moindres délassements, tandis que les divertissements ne sont autre chose qu'une *broderie sur un fond d'ennui.* »

Mais tâchons, en nous renfermant dans notre sujet, d'indiquer aux jeunes militaires les points essentiels sur lesquels doivent porter leur attention et leurs efforts pour parcourir sainement et utilement leur glorieuse carrière. Pour cela, il convient de passer en revue les principaux phénomènes de la vie et d'y rattacher l'influence de l'habitude sur la santé et l'éducation du soldat. Bien que réduite à quelques uns de ses éléments cette importante question ne sera peut-être pas sans intérêt, comme enseignement de perfectibilité, comme indication de bien-être.

Digestion. — De toutes les fonctions organiques impressionnées par l'habitude, la digestion est celle qui réclame les soins les plus constants, les précautions les mieux calculées de la part de l'homme de guerre. En effet, appelé, en une foule de circonstances, à subir des privations, à endurer la faim et la soif, il faut qu'il apprenne de longue main à vivre de peu, à se contenter du nécessaire, à n'user que modérément du superflu. Sans cela le besoin, accru par des satisfactions croissantes, fait de la moindre privation une cause d'affaissement moral et de souffrance physique. Les plus grands hommes de guerre ont été sobres, et les meilleures troupes sont celles qui savent vivre partout. Rappelons que, sans les *délices de Capoue*, Rome eût subi le joug de Carthage. D'ailleurs, *être toujours prêt* est le secret de la victoire ; mais pour être toujours prêt à voir, à combiner, à agir, il est nécessaire que la pensée et l'activité soient libres de toute entrave : il faut donc que la *tête* domine le *ventre*.

Malheureusement cette situation n'est point constante. Assujéti à un régime de sobriété forcée, le soldat s'en dédommage trop souvent par les stimulations alcooliques de la cantine et du cabaret. Il est bien rare aussi, quand l'occasion d'un excès de nourriture lui est offerte, qu'il n'en use pas très largement, au préjudice de sa santé et même au péril de sa vie. Combien d'hommes, surtout dans les temps d'épidémie, ont trouvé de la sorte une fin prématurée ! N'est-ce pas là, comme on l'a si bien dit, *creuser sa fosse avec les dents*? Mais pour ceux que cette crainte ne saurait arrêter, répétons, à leur honte, le proverbe suivant d'un moraliste anglais (1) :

« Celui qui mange jusqu'à réplétion ne vaut guère mieux qu'une *brute*, et celui qui boit jusqu'à l'ivesse est tout-à-fait une *brute*. »

D'un autre côté, il faut bien reconnaître que le goût du luxe et de la bonne chère, est une des plaies de l'époque. Elle a envahi bien des tables, celles des officiers échapperont-elles à cette

(1) William Cobbett. *Avis aux jeunes gens*, lettre première, § xxx.

contagion? Dans l'intérêt d'eux-mêmes et du pays, il faut l'espérer. Adisson disait de ces tables surchargées qu'il y voyait la maladie cachée en embuscade sous chaque plat, je pense qu'en y regardant de près, on pourrait y voir pis encore.

Sensations. — Chacun sait que les organes des sens se perfectionnent par l'exercice et qu'ils acquièrent, sous l'influence ménagée du stimulant qui leur est propre, des qualités qui les rendent plus subtils, plus actifs, tandis que leur impressionnabilité s'émousse au contraire par une excitation trop vive ou trop longtemps soutenue. Ici, comme en toutes choses, la *modération* est la loi du progrès, la garantie de l'usage.

En tête de ce groupe de fonctions, la *vue*, qu'on pourrait appeler le *toucher à distance*, est pour l'homme de guerre le sens le plus précieux et par conséquent celui qu'il doit cultiver de préférence. En effet, la précision du *coup d'œil* est à tous les degrés de la hiérarchie militaire une nécessité de premier ordre. La connaissance du terrain, l'appréciation des distances, l'évaluation numérique des forces de l'adversaire, l'ordre des dispositions de l'ennemi, le choix du point stratégique, tout cela ressort du coup d'œil du chef, et tout cela peut s'acquérir par la pratique, par une observation attentive. Il en est de même de la justesse de tir des combattants, de la vigilance des sentinelles et de la clairvoyance des éclaireurs.

L'ouïe, cette seconde vue, est soumise à des lois analogues de développement : elle se perfectionne par l'habitude d'écouter, par l'attention exercée à saisir l'origine, la nature, la direction et la distance des bruits. Dans une marche nocturne, dans une reconnaissance faite par l'obscurité, ou, en plein jour, au milieu d'un pays couvert, l'oreille expérimentée du soldat peut assurer une recherche importante, diriger une manœuvre décisive, sauver une retraite compromise. Aux avant-postes et aux arrière-gardes, aussi bien que dans une guerre de partisans, cette finesse acquise de l'ouïe peut rendre d'immenses services. En ce genre de faculté les Arabes sont nos maîtres, comme les sauvages de l'Amérique l'étaient eux-mêmes de leur conquérants ; ils nous en ont prouvé l'importance : sachons donc profiter de la leçon.

Mouvements. — La mise en jeu des organes du mouvement, ou l'*exercice* proprement dit, est, de toutes les habitudes, une des plus favorables à la santé : c'est là une vérité banale tant elle est avérée. « La *tempérance* et l'*exercice*, disait J.-J. Rousseau, sont les deux meilleurs médecins du monde. » Joignez-y l'usage du grand air, et vous aurez les trois choses qui prolongent la vie. Le soldat est donc, sous ce rapport, bien partagé par sa profession, pourvu qu'il n'enfreigne pas la seule des trois règles qui dépende de sa volonté. Aussi n'est-il pas rare de voir d'anciens militaires, habitués depuis longtemps à ce sage régime, atteindre, sains de corps et d'esprit, aux limites les plus reculées de l'existence. Mais, si le désir de la *longévité* est en général dans le monde un faible aiguillon pour l'acquisition des biens qui la procurent, il est encore moins prononcé chez l'homme de guerre, très-peu enclin à porter si loin ses espérances. Faisons-lui donc au moins comprendre son intérêt tout actuel à rechercher, dans l'habitude des exercices auxquels il est soumis, la vigueur corporelle qui vient à bout de la fatigue, la force musculaire, l'agilité des mouvements, l'adresse de l'attaque et de la défense qui doivent assurer son triomphe au jour des combats.

Expression. — La voix, la physionomie, le geste, l'attitude sont eux-mêmes susceptibles de l'éducation coutumière qui trouve, dans la *faculté d'imitation*, une condition favorable à cette culture.

Chacun sait que la *voix* se modifie par l'usage, à l'exception du timbre qui est le résultat de la constitution physique de l'appareil vocal. L'habitude lui donne de l'ampleur, de la force, de la netteté, de la souplesse. C'est ainsi que se façonne dans l'armée le ton du commandement. C'est de cette manière également que la gravité ou l'enjouement, la sévérité ou la douceur, l'orgueil ou la modestie, que toutes les nuances enfin du caractère se réflètent dans les mille inflexions de la parole.

Le style, c'est l'homme, a dit Buffon : oui, l'homme pensant peut-être ; mais l'homme tout entier, l'homme moral surtout, c'est l'homme parlant : c'est le *langage*, en un mot, soit qu'il s'exprime avec le ton cauteleux de la perfidie et du mensonge, ou avec la grossière rudesse d'une franche inconduite ; soit qu'il s'énonce avec cette expression de voix que l'accent de la sincérité rend sympathique à l'oreille qui l'écoute, que l'élévation des pensées, la noblesse des sentiments, lâ *décence* des mots, enfin, font comme l'écho de la vérité. Voilà la voix qu'il faut écouter, celle qu'il faut apprendre à reproduire, non par une imitation factice, par une recherche hypocrite de bienséance, mais par la fréquentation des hommes qui la possèdent, en s'imprégnant des qualités qui la produisent.

Ce que nous disons de la voix, nous le dirons de la *physionomie*, ce langage muet du regard et du visage. Elle aussi porte rapidement l'empreinte des habitudes bonnes ou mauvaises, contractées dans la fréquentation des honnêtes gens ou des hommes dépravés. « Si tu converses avec un boiteux, dit le vieux traducteur de Plutarque, tu apprendras à clocher. »

J'insiste tant sur les dangers et les avantages de la fréquentation, parce que je suis sûr que dans toutes les réunions d'hommes, et dans l'armée en particulier, le seul moyen d'échapper à l'action dépravante de l'entourage consiste à se mêler aux groupes privilégiés où se conservent, avec les bons principes, le ton et les manières de l'honnêteté. C'est dans ces centres choisis que résident les mâles vertus guerrières, c'est là que l'on voit grandir ces jeunes gens simples et incultes, qui n'avaient d'abord avec leurs camarades d'autre lien que celui du bon vouloir, et qui, au contact de la bonne éducation et des sentiments purs, s'élèvent à l'idée du beau, au culte du bien et s'enthousiasment pour leur métier, qu'ils vont bientôt illustrer par les plus nobles actions.

Hors de là, le jeune homme bien élevé lui-même subit assez vite la contagion de l'exemple dans un milieu qui lui répugne d'abord, mais où l'habitude ne tarde pas à le fixer.

Bien plus, il peut arriver alors que ce jeune homme, une fois sa première honte passée, se livre sans pudeur aux plus basses passions et fasse rougir de son inconduite, du cynisme de son langage et de l'effronterie de ses manières ceux-là même qui l'ont entraîné à sa déchéance. J'ai vu de ces malheureux jeunes gens, appartenant aux plus honorables familles, descendre ainsi au dernier degré de l'abjection et venir, après une condamnation infamante, traîner leur misérable existence dans les corps disciplinaires de l'Algérie. Tant il est vrai, pour la chute morale, que plus l'homme vient de haut plus il tombe bas, plus il se dégrade et s'avilit !

Cependant, il faut bien l'avouer, l'éducation militaire rend le *geste* plus rare, l'*attitude* plus digne, elle corrige le laisser-aller des mouvements, elle redresse l'homme extérieurement et, en cela, elle lui imprime, pour peu qu'il s'y prête par sa conduite, un cachet de remarquable distinction. En voulant échapper à cette uniformité, à cette simplicité de bon goût, en cherchant à se distinguer par une crânerie impertinente d'allure, qui n'impose qu'aux sots, quelques jeunes militaires s'écartent du type véritablement beau, ils s'enlaidissent et ne parviennent guère qu'à se rendre ridicules. Sous l'épaulette de laine comme sous l'épaulette d'or, le jeune homme qui se pique d'être bien élevé aura toujours un maintien honnête et décent ; il n'oubliera pas que le respect pour l'uniforme doit venir d'abord de celui qui le porte.

Facultés intellectuelles.— Nous n'essaierons pas, après ce qui a été dit au chapitre de l'oisiveté de faire ressortir de nouveau l'importance du travail intellectuel. Nos lecteurs sont fixés sur la nécessité de s'instruire ; la plupart savent même par expérience que l'étude est une condition de bonheur. Quant à ceux qui n'en sont encore qu'à l'intention, ils ne seront pas assez ennemis d'eux-mêmes, pour négliger une si douce occupation, et ils en demanderont les moyens à l'habitude qui aplanit toutes les difficultés. Le fils d'un pauvre fermier anglais, William Cobbett, à qui nous avons déjà emprunté une citation, a pu, de soldat ignorant, devenir, par le travail, grammairien, publiciste, moraliste et membre du parlement : Laissons-le, comme exemple et comme encouragement, raconter lui-même ses débuts aux militaires (1).

(1) *Avis aux jeunes gens*, première lettre.

« Le temps que l'on perd pendant une année, dit-il, est plus que suffisant pour apprendre à écrire et à parler très correctement. Il ne faut pour cela ni chambre ni école. Vous n'avez rien à dépenser, rien qui contrarie vos goûts. J'ai appris la grammaire lorsque j'étais un pauvre soldat à douze sous par jour. Le bord de mon lit ou le bord de celui du corps de garde me servait de siége ; mon havre sac contenait toute ma bibliothèque, un morceau de planche posé sur mon genou formait ma table à écrire. En moins d'un an j'avais terminé cette étude. Je n'avais pas même de quoi acheter un bout de chandelle ou de l'huile : au milieu de l'hiver je n'avais d'autre lumière que celle du *feu*, et encore lorsque c'était *mon tour* de m'approcher du foyer. Si, en face de pareils obstacles, sans parent, sans ami pour me donner un conseil ou un mot d'encouragement, j'ai accompli cette tâche, je demande s'il existe un jeune homme qui oserait trouver une excuse pour s'en dispenser. Quelque affamé que je fusse, il me fallait sacrifier une portion de ma nourriture pour acheter une plume ou une feuille de papier. Je n'avais pas un seul instant à moi, et c'était au milieu des bavardages, des rires, des chants et des cris de dix à douze soldats que j'étais condamné à lire, à écrire et à étudier! Ne vous moquez pas du *sou* qu'il me fallait économiser de temps en temps pour acheter de l'encre, des plumes ou du papier. Hélas! quelle somme énorme c'était pour moi! j'étais aussi grand qu'à présent, je me portais fort bien, et je prenais beaucoup d'exercice. Toute dépense payée, il me restait deux sous au bout de la semaine. Je me rappelle, et il y a de quoi, qu'un soir j'étais possesseur d'un demi sou que j'avais destiné pour le lendemain à l'achat d'un hareng rouge; en ôtant mes habits et en me sentant talonné par la faim, au point de tomber en défaillance, je m'aperçus que j'avais perdu mon *demi sou!* Je cachai ma tête sous ma couverture et je pleurai comme un enfant. Je le répète, si j'ai pu accomplir cette tâche en proie à tant de misères et de difficultés, quel est le jeune homme qui osera reculer devant elle? Quel est le jeune homme qui ne serait pas honteux de chercher des excuses pour se dispenser de cette étude, la plus nécessaire de toutes? »

CHAPITRE II.

DES HABITUDES MORALES.

Nous n'avons point la prétention d'entreprendre une étude même abrégée des habitudes morales. Une simple esquisse de la portion de ce vaste tableau dans laquelle l'armée tient sa place glorieuse est l'objet de ce chapitre.

Sans perdre de vue le respect qui revient de droit à la profession militaire, il nous a fallu jusqu'ici soulever bien des fois le voile qui couvre les défauts d'un certain nombre de soldats ; mais après avoir ainsi forcément défait le héros, il nous reste maintenant à le reconstituer dans sa grandeur morale en montrant les hautes vertus qui sont le partage du plus grand nombre et que tous peuvent acquérir par une bonne direction de l'habitude.

Ici, se présente d'abord une difficulté : quelles sont parmi les grandes vertus militaires auxquelles l'habitude prête son appui, celles que nous devons présenter de préférence, et dans quel ordre convient-il de les exposer? Or, en prenant pour point de départ le moment même où commence le contrat d'engagement qui lie au drapeau, et, en suivant la filiation naturelle des obligations qui résultent de ce contrat, on arrive à une situation définie qui crée des devoirs particuliers auxquels elle fournit un mobile et une sanction. Mais ceci est trop abstrait, — je m'explique :

La première obligation de l'homme devenu soldat, c'est le sacrifice de sa liberté, le renoncement de soi, *l'abnégation*, volontaire chez les uns, forcée chez les autres, mais dont l'habitude va bientôt adoucir l'amertume. De l'abnégation à l'*obéissance*, il n'y a qu'un pas ou plutôt qu'une nuance; car l'obéissance, c'est l'abnégation agissante, c'est l'action imprimée au renoncement par la volonté du chef assujéti lui-même dans le *commandement* à une règle fixe, à la situation définie dont nous parlions. Cette situation n'est, pour sa part, autre chose que l'ordre établi dans la constitution de l'armée : elle s'appelle la *discipline*. Expression vivante de la lettre et de l'esprit des règlements, la discipline s'incarne par l'habitude dans l'homme de guerre ; le commandement et l'obéissance ainsi réglés, ainsi appuyés, fonctionnent solidairement, et, de ce concours où grandit l'esprit du devoir, sortent la *force* qui triomphe par le courage, l'*honneur* qui donne à la force le prestige de la vertu et enfin, comme ressort et comme couronnement de tous ces efforts, la *gloire*, digne récompense du sacrifice.

Ainsi, abnégation, obéissance, commandement, discipline, force, honneur et gloire, telles sont, il nous semble, les grandes vertus militaires qui renferment toutes les autres et que, vu leur nombre, nous serions tenté d'appeler l'*Heptarchie morale* de l'armée.

Abnégation. — « L'abnégation du guerrier, dit M. Alfred de Vigny (1), est une croix plus lourde que celle du martyr. Il faut l'avoir portée longtemps pour en savoir la grandeur et le poids. »

« Il faut bien, ajoute-t-il, que le sacrifice soit la plus belle chose de la terre, puisqu'il a tant de beauté dans des hommes simples qui, souvent n'ont pas la pensée de leur mérite et le secret

(1) *Grandeur et servitude militaire*, p. 35.

de leur vie. C'est lui qui fait que de cette vie de gêne et d'ennuis il sort, comme par miracle, un caractère factice, mais généreux dont les traits sont grands et bons comme ceux des médailles antiques. »

Telle est dans sa nature et dans ses effets l'abnégation guerrière : dur servage, lourde chaîne, mais sublime résignation qui marque d'une victoire le premier pas dans la carrière, chose étrange pourtant, que ce sacrifice ! Et, quand on y réfléchit, il est bien permis sans doute d'y voir plus qu'une singularité du cœur humain et d'y trouver comme la touche mystérieuse d'un dessein providentiel.

Examinez, en effet, ce jeune homme, encore sous l'émoi des adieux de famille et du dernier regard jeté au toit natal; il s'en vient, souvent sans espoir d'avenir, étranger à ceux qui l'entourent, livrer son temps, sa jeunesse, sa vie peut-être. A peine arrivé, il sent que sa personnalité lui échappe et, se perd dans le nombre, qu'elle s'efface sous l'uniformité de l'habit, qu'il n'est plus qu'un chiffre sur un contrôle, une chose numérotée, mise en service et livrée à toutes les chances de l'usage ; il sait cela et, le plus souvent, il accepte cette situation sans en être troublé. Que dis-je? il en est fier ; il se glorifie en lui-même de son courage à se plier aux exigences d'un si dur métier ; il s'encourage à persévérer et, malgré quelques larmes versées dans le secret de son cœur, il se raidit ; puis, le temps et la camaraderie aidant, l'habitude fait le reste et l'abnégation est acquise, n'attendant plus que l'occasion des grandes choses dans cette carrière si bien commencée.

Obéissance.—Obéir est toute la vie du soldat : c'est là sa seconde nature, produit de la coutume et de la nécessité. Faut-il le plaindre de ce partage? non, il convient plutôt de l'en féliciter, en lui montrant tout le profit qu'il en retire.

D'abord l'obéissance moralise et grandit l'homme ; aussi est-elle la véritable école du commandement. Elle moralise l'homme en brisant son orgueil, en domptant ses passions, en disciplinant son cœur ; elle le grandit déjà par ce triomphe moral et achève son œuvre par l'effet du travail auquel elle l'assujétit, par le secret de force qu'elle lui communique. C'est pourquoi le meilleur chef est presque toujours celui qui a le mieux obéi.

En second lieu, l'obéissance tranquillise. Par elle, l'accomplissement du devoir n'est point en butte à l'irrésolution. Aussi est elle tout à la fois plus facile et plus douce que le commandement; car, pour obéir, il ne faut pour ainsi dire que vouloir, l'exécution étant le résultat de l'expérience qui vient de la pratique ; tandis que le commandement porte toute la charge des calculs qui précèdent l'ordre donné, des préoccupations qui l'accompagnent et de la responsabilité qui le suit.

Mais comment l'obéissance doit-elle être? Est-ce trop hasarder en disant qu'elle doit être simple, prompte, respectueuse, sans réserve et sans inquiétude?

Elle doit être *simple*, parce qu'on ne doit par la *raisonner*; mais la déterminer par cette seule pensée : *je dois obéir*. « La licence des jugements, dit Montaigne, est un grand destourbier aux grandes affaires. » Elle doit être *prompte*, parce qu'en la différant, on manque déjà au devoir qu'elle impose; *respectueuse*, parce que la déférence du subordonné pour son supérieur est de toute justice et qu'elle honore celui là même qui l'observe; *sans réserve*, parce que dans la mesure du bien du service et de l'exécution des règlements militaires auxquels elle est astreinte, elle ne viole ni la loi de Dieu, ni l'obligation de fidélité au souverain et au pays. Enfin, elle doit être *sans inquiétude*, parce qu'ainsi prévue et réglée, elle ne peut s'égarer.

Commandement. — Quoi de plus élevé dans le monde comme puissance, mais aussi quoi de plus grand comme devoir, que le commandement militaire? Placé nous même sous son action, nous n'essaierions point d'en esquisser les traits les plus saillants, si le respect qu'il nous inspire et celui dont nous désirons le voir entouré ne devait servir à sa glorification.

Suivant son expression la plus haute et la plus étendue, le commandement résume, pour ainsi dire, dans les qualités qui le constituent, et réalise en quelque sorte dans leur application la perfectibilité humaine.

L'homme qui a mérité le commandement sait beaucoup parce qu'il travaille sans cesse; Il a appris tout ce qui de près ou de loin intéresse la profession des armes ; il connaît les hommes dans le passé par l'histoire, dans le présent par l'observation ; il parle plusieurs langues. Sobre autant par goût que par habitude, il est actif et vigoureux. Accoutumé à se dominer et à prévoir, il est entreprenant sans imprudence, vaillant sans témérité, ferme sans entêtement, vif sans violence et sans brusquerie ; il est circonspect silencieux et patient ; il persévère, par ce qu'il a bien jugé et prémédité. Ne voulant punir que pour faire exemple ou pour corriger, il est inflexible dans la sévérité, ou indulgent par raison ; il est craint et estimé par ce qu'il est juste ; il est aimé parce qu'il est bon, généreux et compatissant. Le mensonge, l'intrigue et l'indélicatesse irritent sa haute probité ; toujours vrai en toutes choses, il a de la dignité sans morgue, de la noblesse et de la distinction sans apprêt. En une mot, c'est l'homme honnête et savant, c'est l'homme de caractère et de bonne éducation ; pour tout dire, c'est l'homme des bonnes habitudes.

Voilà seulement, dans son centre d'action le plus visible, ce que représente à peu près le commandement; mais nous renonçons à énumérer les qualités et les connaissances qu'il exige dans l'organisation et l'administration des armées, sachant bien que nous serions en cela trop au-dessous du programme qu'il s'est tracé.

Discipline. — La discipline militaire est l'*habitude de l'ordre dans l'armée.* Ainsi défini, ce mot ouvre aux aperçus moraux qu'il représente et à leurs applications une vaste carrière que nous allons parcourir sommairement.

Il y a d'abord un ordre, que l'on pourrait appeler *réglementaire* qui consiste dans l'exécution ponctuelle des réglements établis. L'obéissance et le commandement, tels que nous venons de les représenter, retrouvent ici leur place. Ce que nous en avons dit nous dispense d'entrer en des détails qui ne seraient que fatigants.

Vient ensuite un ordre purement *individuel*, c'est-à-dire l'esprit de conduite de chacun. La tempérance dans le régime, fondement de la santé, la modération en toute chose sans laquelle le bonheur est un vain mot, le travail qui fortifie le corps et orne l'esprit, la propreté, ce premier respect de soi-même, l'économie source du bien-être matériel, enfin, l'ordre proprement dit, ou l'arrangement qui fait que rien ne s'égare, sont autant d'habitudes qui concourent à la production de cet ordre individuel.

En troisième lieu, la discipline comprend un dernier genre que nous nommerons l'*ordre des relations* parce qu'il règle les rapports du militaire, dans le milieu où il vit.

La *confraternité* cimente l'ordre qui doit régner dans les relations des militaires entre eux ; en cela, elle allège pour chacun le poids du joug disciplinaire, en le disséminant également sur tous. On pourrait croire cependant que la confraternité, en créant autour de chaque drapeau un groupement de camaraderie et de passions identiques qui s'appelle l'*esprit de corps*, porte atteinte à la discipline générale, par la rivalité qu'elle fait naître entre les différents corps de troupes ; mais quand la rivalité est de l'émulation et qu'elle s'appuie aux sentiments généreux qui en résultent, la confraternité ne trouble en rien la discipline. Elle est au contraire, en ce cas, un utile instrument de succès et de gloire. Cependant il faut reconnaître que lorsqu'elle se laisse envahir par un étroit égoïsme, la divergence des intérêts et l'esprit mesquin des ambitions rivales détruisent cet ordre parfait au détriment du service. C'est dans l'état militaire surtout que l'union fait la force. Or, la grande camaraderie est le lien qui réunit en un faisceau indissoluble tous les élements épars et en fait une masse d'autant plus puissante, qu'elle est plus homogène.

La discipline se relâche au contraire presque toujours par l'effet des rapports habituels de société contractés trop en dehors de l'armée. Cette fréquentation exclusive éteint le sentiment de la confraternité; elle crée l'isolement, l'individualisme, elle démilitarise, si l'on peut ainsi dire, et détruit, par conséquent, le ressort disciplinaire. Cependant une situation opposée n'est pas non plus sans inconvénients, car il peut en résulter entre l'armée et les populations qui l'entourent, un esprit d'antagonisme et quelquefois d'hostilité qui provoque des désordres regrettables. Une sage mitoyenneté de relations est donc ici la sauve-garde de la discipline.

Enfin, disons que la *tenue*, prise dans la véritable acception du mot, est la marque à laquelle se reconnaît, dans l'homme de guerre, le degré de perfection de l'habitude morale qui nous occupe. Cela devait être, car elle révèle, ordinairement, les qualités et les défauts de chacun. Nous avons fait voir, dans le chapitre précédent, qu'elle est loin de consister dans la seule forme du vêtement; on sait que la manière de le porter, que le langage, la physionomie et l'attitude sont presque tout, à cet égard. La tenue, envisagée de la sorte, est donc la signification extérieure de l'état moral individuel. C'est le signe de la conduite, l'indice des habitudes d'ordre ou de désordre, et, par conséquent, le criterium de la discipline elle-même.

La noble et digne allocution que l'Empereur vient de prononcer au camp de Châlons ajoute une immense autorité à nos paroles et nous osons lui emprunter le passage suivant :

« Je ne doute pas, a dit Sa Majesté, qu'officiers et soldats ne s'efforcent de concourir avec zèle au but que je me propose. Je recommande aux uns une sévérité paternelle ; aux autres une obéissance nécessaire ; à tous, la bonne volonté et l'observation rigoureuse de la tenue. Car la tenue, c'est le respect de l'uniforme, et l'uniforme, est l'emblème de ce noble métier d'abnégation et de dévoûment dont vous devez être fiers. N'oublions pas que tout signe caractéristique de l'armée, à commencer par le drapeau, représente une idée morale, et que votre devoir est de l'honorer. »

Force. — De la mâle éducation des habitudes qui précèdent, et de la discipline surtout, naît la *force*, non pas seulement la force matérielle qui brise l'obstacle par la violence, mais la force morale, la grandeur d'âme, en un mot, qui rend la volonté de l'homme supérieure à toutes les difficultés. La force est donc la vertu guerrière par excellence, car elle seule fait le héros : « C'est le rempart imprenable, dit Charron, le harnais complet, l'armure aciérée et à l'épreuve de tous accidents. »

L'abnégation, qui mène au mépris de la mort, est le principe de cette vertu, la discipline en prépare les moyens par l'habitude, le sentiment du devoir fait le reste.

La force de l'homme de guerre est complexe; aussi, a-t-elle des noms appropriés aux qualités qu'elle représente : elle s'appelle *résolution* dans l'entreprise, *courage* dans l'action, *intrépidité* dans le danger, *générosité* dans la victoire, *constance* au milieu des longues difficultés, *patience* et *résignation* dans les revers. Notre histoire militaire offre une foule d'exemples qui pourraient ici recevoir leur application, mais il vaut peut-être mieux laisser au lecteur le plaisir de les trouver.

Que de vertus en une seule pourtant ! et quels prodiges le sacrifice ne sait-il pas accomplir par l'éducation morale de l'habitude ! Cependant on se refuse souvent à voir toutes ces choses ; on leur oppose un mot : la *force brutale*, comme si elle ne devait pas l'être par la nature des moyens qu'elle emploie ; mais cette force est bien morale; et elle l'est, autant par le but qu'elle poursuit, que par le dévouement qui l'inspire.

« Notre temps est atteint d'un mal déplorable, dit M. Guizot : il ne croit à la passion qu'accompagnée du dérèglement ; l'amour infini, le parfait dévoûment, tous les sentiments ardents, exaltés, maîtres de l'âme, ne lui semblent possibles qu'en dehors des lois morales et des convenances sociales ; toute règle est à ses yeux un joug qui paralyse, toute soumission une servitude qui abaisse, toute flamme s'éteint si elle ne devient un incendie. Mal d'autant plus grave que ce n'est pas un accès de fièvre ni l'emportement d'une force exhubérante; il a sa source dans des doctrines perverses, dans le rejet de toute loi, de toute foi, de toute existence surhumaine, dans l'idolâtrie de l'homme se prenant lui-même pour Dieu, lui-même et lui seul, son seul plaisir et sa seule volonté ! » (1).

Honneur. — Honneur ! ! ! Parole magique, expression du devoir à sa plus haute puissance, que la plume n'écrit qu'avec respect ! Chose sublime, dont le sens agrandi par la civilisation chrétienne a reçu pour emblème le signe même du monde régénéré ! Qui pourra jamais faire entendre à l'oreille de l'homme tout ce que tu sais dire à son cœur !

Qu'on me pardonne cette emphase, élan spontané d'admiration pour un mot qui réalise tant de grandeur. Chacun d'ailleurs a senti maintes fois l'impression que ce mot produit dans l'âme;

(1) *L'Amour dans le Mariage*. Paris, Hachette, 1857.

je n'ai fait sans doute que la traduire imparfaitement. Mais pourquoi cet accord, pourquoi cette identité de sentiments éveillés par un nom ? C'est que l'honneur répond aux plus exquises délicatesses du cœur humain ; c'est qu'il remue la portion la plus sensible de notre être, c'est qu'à la vue ou au récit des actes qu'il produit, il n'est personne qui n'ait versé, au moins une fois, *les délicieuses larmes de l'attendrissement* (1).

Une fidélité chevaleresque à la parole donnée, *féauté* traditionnelle des anciens preux ; le respect et l'obéissance à Dieu et au monarque qui règne en son nom ; un dévoûment sans bornes à la patrie ; une vaillance à toute épreuve ; le mépris du mensonge, de l'hypocrisie, des richesses mal acquises, des honneurs immérités ; une probité scrupuleuse ; une loyauté ennemie de l'intrigue ; la crainte de faillir toujours en éveil ; enfin, une fière contenance dans l'honnête pauvreté, voilà l'honneur !

Ce tableau est aussi un portrait : c'est en gé-

(1) Mot de Lamennais.

néral celui de l'homme de guerre. En cherchant parmi les morts d'un temps héroïque un type complet de ce modèle, je le trouve dans la personne du général DROUOT, dont la vie a rencontré, dans M. Lacordaire, un si digne panégyriste; je le vois ensuite dans le vertueux baron LARREY, dont le nom éveille les plus beaux souvenirs de dévoûment.

Les hommes de cette trempe sont rares, à coup sûr. Cependant, grâce à Dieu, l'armée en possède, et si l'œil qui les cherche n'en découvre que fort peu au premier abord, c'est que ces âmes stoïques sont trop modestes pour se montrer, c'est que le for intérieur est la retraite de leur vertu. Au second plan du tableau, on en rencontre un grand nombre que chacun peut désigner dans la sphère qu'il fréquente. Il en est même à qui un jugement injuste, une faiblesse, une faute ou un malheur refusent cette haute qualité, mais qui s'en consolent en la sentant vivre au fond d'eux-mêmes, en écoutant sa voix secrète, en suivant ses nobles inspirations.

En dépit d'un souvenir pénible, rappelons ce temps de malheurs publics où l'on put dire que l'honneur français s'était refugié aux armées, et ajoutons qu'il y a fructifié jusqu'à nos jours, car la guerre qui vient de finir l'a vu resplendir d'un nouvel éclat.

Enfin, pour clore d'une grande pensée ce court aperçu, disons, après M. Lacordaire, que l'honneur « est la ligne équinoxiale de l'humanité ; l'humanité s'échauffe et se purifie à mesure qu'elle en approche, elle se glace et se ternit à mesure qu'elle s'en éloigne. »

Gloire. — « Les hommes étrangers au métier des armes dit le général Foy (1), ne sauraient concevoir cette inquiétude turbulente qui conduisait Alexandre au bord du Gange et Charles XII à Pultawa. La guerre est une passion jusque dans les derniers ordres de la milice ; pour ceux qui commandent, elle est la plus impérieuse et la plus enivrante des passions. Où trouverez-vous un champ plus vaste à l'énergie du caractère, aux calculs de l'esprit, aux éclairs du génie ? A celui que la gloire enflamme, la faim, la soif, les blessures, la mort même, sans cesse menaçante, produi-

(1) *Histoire de la guerre d'Espagne.*

sent une sorte d'enivrement ; la combinaison soudaine des causes indéterminées, avec les chances prévues, jette dans ce jeu d'exaltation un intérêt de tous les moments, égal à l'émotion que fait naître à longs intervalles les situations les plus terribles de la vie. Quelle puissance dans le présent que cette volonté du chef qui enchaîne et déchaîne à son gré la colère de tant de milliers d'hommes ! Quelle suprématie sur l'avenir que ce talent dont les inspirations vont régler le sort de plusieurs générations ! Quand le Dieu d'Israël veut écraser ses adorateurs sous le poids de sa toute-puissance, il leur dit : « Je suis le Dieu des armées ! »

Cette page sur la gloire des armes est comme la nature prise sur le fait, car elle est écrite par un soldat et par un orateur, par un homme qui a connu, aimé et glorieusement pratiqué deux espèces de gloire celle du bien faire et celle du bien-dire.

Que trouver après cela? Donnons la parole à un autre militaire qui a cultivé et illustré notre littérature dans un genre différent. Dans une pareille question, les meilleurs juges ont seuls le droit de parler. Laissons donc Vauvenargues nous dire, comme moraliste, ce qu'il pense de la gloire :

« La gloire nous donne sur les cœurs une autorité naturelle qui nous touche sans doute autant que nulle de nos sensations et nous étourdit plus sur nos misères qu'une vaine dissipation : elle est donc réelle en tous sens. »

« Ceux qui parlent de son néant inévitable soutiendraient peut-être avec peine le mépris ouvert d'un seul homme. Le vide des grandes passions est rempli par le grand nombre des petites ; les contempteurs de la gloire se piquent de bien danser, ou de quelque misère encore plus basse. Ils sont si aveugles qu'ils ne sentent pas que c'est la gloire qu'ils cherchent si curieusement, et si vains qu'ils osent la mettre dans les choses les plus frivoles. « La gloire, disent-ils, n'est ni vertu, ni mérite. » Ils raisonnent bien en cela : elle n'est que leur récompense ; mais elle nous excite donc au travail et à la vertu et nous rend souvent estimables afin de nous faire estimer (1), »

« Plus les hommes ont de vertu, plus ils ont

(1) *De l Esprit humain*, livre II, § XXVII.

de droit à la gloire ; plus elle est près d'eux, plus ils l'aiment, plus ils la désirent, plus ils sentent sa réalité ; mais quand la vertu dégénère, quand le talent manque, ou la force, quand la légèreté et la mollesse dominent les autres passions, alors on ne voit plus la gloire que très loin de soi ; on n'ose ni se la promettre, ni la cultiver, et enfin les hommes s'accoutument à la regarder comme un songe ; peu à peu on en vient au point que c'est une chose ridicule même d'en parler. Ainsi, comme on se serait moqué à Rome d'un déclamateur qui aurait exhorté les Sylla et les Pompée au mépris de la gloire, on rirait aujourd'hui d'un philosophe qui encouragerait des Français à penser aussi grandement que les Romains et à imiter leurs vertus. »

« Pratiquons la vertu ; c'est tout. La gloire, loin de vous nuire, élèvera si haut vos sentiments que vous apprendrez d'elle-même à vous en passer si les hommes vous la refusent ; car quiconque est grand par le cœur, puissant par l'esprit, a les meilleurs biens ; et ceux à qui ces choses manquent ne sauraient porter dignement ni l'une ni l'autre fortune (1). »

(1) *Discours sur la gloire.*

Ces citations trop belles, trop complètement vraies pour être raccourcies, me dispensent d'y ajouter. Seulement aux gens qui vont disant que la gloire militaire est une *fumée*, je répondrai par un mot qui n'est probablement pas nouveau, mais qui est une réplique à cette injure. Si la gloire militaire est une fumée, c'est la fumée d'un feu sacré, le feu du dévoûment ; alors cette fumée est sainte et digne de vos respects, car elle est la fumée du *sacrifice!*

Pour être complet dans cette vaste question des habitudes il nous resterait encore à parler de celles qui, dans les traités généraux d'hygiène, sont comprises sous le titre d'*habitudes morbides*. A cet effet, nous n'aurions rien de mieux à faire que de résumer les savants aperçus si brillamment développés par M. Michel Levy, dans son traité d'hygiène ; mais comme toutes ces considérations nous semblent rentrer dans le domaine purement médical, nous craindrions d'encourir en cela les reproches que Richerand (1) adresse avec raison aux livres de médecine populaire. Sans incriminer l'intention des auteurs de ces écrits, nous ne connaissons que trop les effets déplorables de ces publications toujours mal comprises et faussement interprétées, pour ne pas chercher à éviter un semblable écueil.

(1) *Erreurs populaires relatives à la médecine*, p. 72.

RÈGLES

HYGIÉNIQUES ET MORALES DES HABITUDES.

La direction hygiénique et morale que réclament les habitudes en général, ne doit s'entendre, au point de vue de la préservation, que de celles qui sont pernicieuses à la santé ou contraires à la loi immuable du bien et du juste. Pour les premières, Réveillé Parise a réduit à trois termes la méthode qui leur convient.

« Une pareille méthode (1), dit-il, doit porter sur la base suivante : *la volonté, le temps, la gradation.* Il est certain qu'avec ce triple

(1) *Traité de la Vieillesse*, p. 459.

levier, méthodiquement employé, on produit des effets aussi étendus qu'importants sur notre économie. *La volonté* commande et persévère, *le temps* améliore et accoutume, *la gradation* facilite et soutient. Or, qu'on le croie bien, il ne faut pas moins que la réunion et la persévérante action de ces puissants moyens pour combattre une habitude fatale et invétérée. Enfin, si la victoire n'est pas possible, si le besoin, quoique factice et meurtrier, est devenu insurmontable par l'habitude, il n'est pas d'autres ressources que les suivantes : 1° De ne jamais augmenter la dose ou l'intensité du stimulant qui constitue radicalement l'habitude; 2° de mettre autant que possible de longs intervalles dans les moments où la nécessité de recourir à ce stimulant se fait sentir; 3° enfin d'en neutraliser, autant que possible les effets, par des habitudes contraires, par d'autres réserves dans l'ensemble des moyens hygiéniques de la vie. »

Ajoutons à ces indications une remarque fort importante, c'est que, dans la réforme de nos habitudes, quelles qu'elles soient, il faut bien se garder d'en attaquer plusieurs à la fois, ce serait le moyen d'arriver bien vite au découragement par cette poursuite chimérique. Il faut commencer par combattre une seule inclination et ne passer successivement aux autres qu'après un triomphe assez avancé sur la première.

Du reste, pour que nos jeunes lecteurs puissent trouver dans ce petit livre l'exemple joint au précepte, nous avons jugé utile de placer à la fin de l'ouvrage une note extraite des mémoires de Francklin, dans laquelle ce grand homme rend compte des procédés imaginés par lui pour se corriger de ses défauts. Nous engageons donc à consulter cette note les jeunes gens qui voudront imiter au moins en quelque chose la conduite du vertueux Américain. « La source de toute bonté et prud'homie, dit Amyot, est d'avoir été de jeunesse bien instruit, et ne plus ne moins que les bons jardiniers fichant des pans auprès des jeunes plantes pour les tenir droicts, aussi les sages maistres plantent de bons avertissements, de bons préceptes à l'entour des jeunes gens afin que leurs mœurs se dressent à la vertu. »

Cependant, répétons encore et disons bien haut que la meilleure source, que l'aliment le plus substantiel des bonnes habitudes est le *sentiment religieux*, fondement de toute morale.

« Hors de là, dit le docteur Max Simon (1), il n'y a que ruine pour l'individu, comme pour la société. Quelques hommes, par la générosité de leur nature, peuvent échapper dans leurs actes aux conséquences d'une philosophie impie, mais ne comptez pas sur l'inconséquence quand les passions ont pour elles la logique. L'homme ne trouve pas plus en lui-même le pain de la vie morale que le pain de la vie physique; quand il veut vivre de soi, dans les deux cas, il périt, car s'il y a une mort physique il y a aussi une mort morale. »

Quoi qu'il en soit, on ne peut disconvenir que l'habitude est un tyran dont il est fort difficile de secouer le joug; mais il y a loin de cette difficulté à une impossibilité absolue. Malheureusement des médecins, entraînés par l'esprit d'enthousiasme et d'exagération, ont répandu et exalté, outre mesure, une théorie physiologique qui pourrait faire croire qu'il y a

(1) *Hygiène du corps et de l'âme*, p. 18. Paris, Baillière.

dans l'homme une barrière infranchissable entre les entraînements de la nature et les résistances de la volonté. Il importe donc de réfuter au moins en quelques mots une si désolante doctrine et d'en faire entrevoir les dangereuses erreurs.

Nous avons souvent, dans le cours des chapitres qui précèdent, parlé de l'*instinct*, des *penchants*, des *passions*, des inclinations individuelles enfin qui se lient aux habitudes, soit comme causes, soit comme effets. Or, il est une philosophie pour laquelle toutes ces dispositions sont fatalement subordonnées au développement *primitif* de telle ou telle portion du cerveau humain considérée isolément comme un organe particulier.

La manifestation extérieure de ces prétendus organes sur la boîte osseuse qui renferme et protège la masse cérébrale, constitue la *craniologie*. C'est une branche importante de la science créée par Gall, sous le nom de *phrénologie*, séduisant système d'un homme de génie, où le vrai et le faux sont admirablement confondus, merveilleuse invention devenue l'argument in extremis du matérialisme moderne. Beaucoup de militaires instruits regardent encore comme des vérités établies et incontestables en tous points les hypothèses que renferme cet ingénieux roman de physiologie mentale; sans essayer de les détromper par des raisons purement scientifiques, il convient au moins de leur faire comprendre les inconséquences philosophiques de ce système tant vanté.

« Gall, dit M. Flourens (1), renverse la philosophie ordinaire, et puis il veut que toutes les conséquences de la philosophie subsistent. »

« Il supprime le *moi* et il veut qu'il y ait une *âme*. Il supprime le libre *arbitre* et il veut qu'il y ait une *morale*. Il ne fait de l'idée de *Dieu* qu'une idée relative et conditionnelle, et il veut qu'il puisse y avoir une religion. »

Mais laissons parler Gall lui même, et voyons par exemple, à quoi se réduit pour lui l'héroïsme des champs de bataille.

« Que ces hommes si glorieux, dit-il, qui font égorger les nations par milliers sachent qu'ils

(1) *Examen de la phrénologie*, p. 41 et 42.

n'agissent point de leur propre chef, que c'est la nature qui a placé dans leur cœur la rage de la destruction (1).

Et bien, voilà comment la phrénologie apprécie une des plus nobles vertus ; voilà à quoi se réduit le courage ! Il faut pourtant bien admettre la conséquence, si l'on admet entièrement le principe et reconnaître avec Gall que « l'*instinct carnassier* (2) coexistant avec l'amour des combats, c'est lui qui constitue le guerrier intrépide. »

« Oh non ! Dirons nous, avec M. Flourens ce n'est pas là ce qu'il faut que *sachent* nos militaires, car grâce à Dieu, cela n'est pas. Ce qu'il faut qu'ils sachent, ce qu'il faut leur dire, c'est que si la Providence a laissé à l'homme la possibilité de faire le mal, elle lui a donné aussi la force de faire le bien. Ce qu'il faut que l'homme sache, ce qu'il faut lui dire, c'est qu'il a une force libre, c'est que cette force ne doit point fléchir ; et que l'être en qui elle fléchit, sous

(1) *Gall*, tome III, p. 249.

(2) Même volume, p. 258.

quelque philosophie qu'il s'abrite, est un être dégradé. »

Pour ma part, relativement aux *exagérations* phrénologiques, je partage tout à fait l'opinion de M. le docteur Burggraeve (1), et je trouve au moins autant de raison dans l'idée de Malpighi qui comparait le cerveau à un *chou* que dans les brillants paradoxes du physiologiste allemand.

Laissons donc la *Craniomancie proprement dite* éblouir de sa fausse lumière les esprits crédules ou obstinés. Bâton de vieillesse d'un matérialisme décrépit, ce n'est déjà plus aujourd'hui qu'un roseau à moitié vermoulu, jalon encore debout dans le champ des erreurs de l'humanité !

(1) *Nouvelle macrobiotique*, page 140.

NOTE

EXTRAITE

DES MÉMOIRES DE B. FRANCKLIN

A L'USAGE

DE CEUX QUI VOUDRONT IMITER SA CONDUITE DANS LA DIRECTION DES HABITUDES MORALES.

. . . . Je conçus le difficile et hardi projet d'arriver à une *perfection morale*. Je désirais vivre sans commettre aucune faute dans aucun temps, et vaincre toutes celles dans lesquelles un penchant naturel, l'habitude ou la société pouvaient m'entraîner. Comme je savais ou croyais savoir ce qui était bien et ce qui était mal, je ne voyais pas pourquoi je ne pourrais pas *toujours* faire l'un et éviter l'autre. Mais je trouvai bientôt cette tâche plus difficile que je ne l'avais imaginé. Tandis que mon attention et mes soins étaient dirigés à me mettre en garde contre une faute, j'étais souvent surpris par quelque autre ; l'habitude mettait à profit cette distraction, et le penchant se trouvait quelquefois plus fort que la raison. Je conclus à la fin que la conviction purement spéculative de notre intérêt à être entièrement vertueux est insuffisante pour nous préserver des faux pas, et qu'il faut rompre les habitudes contraires, en acquérir de bonnes et s'y affermir, avant de pouvoir compter sur une rectitude de conduite uniforme et inébranlable. Ce fut dans ce dessein que j'essayai la méthode suivante.

Dans les divers dénombrements de *vertus morales* que j'avais trouvés dans mes lectures, la liste en était plus ou moins longue, suivant que chaque écrivain renfermait plus ou moins d'idées sous une même dénomination. Par exemple, les uns n'appliquaient le mot *tempérance* qu'au boire et au manger, tandis que d'autres l'étendaient à la modération dans toute espèce de plaisir, appétit, inclination, passion du corps et de l'âme, même dans l'avarice et dans l'ambition. Je pris le parti, par amour pour la clarté, d'employer plus de noms, en y attachant moins d'idées, plutôt que de ranger un plus grand nombre d'idées sous moins de noms ; et je réunis sous douze noms de vertus tout ce qui se présenta alors à moi comme nécessaire ou désirable ; j'attachai à chacun un court précepte pour exprimer l'étendue que je donnais à leur signification.

Voici les noms des *vertus* avec leurs préceptes :

1. Tempérance. Ne mangez pas jusqu'à être appesanti ; ne buvez pas jusqu'à vous étourdir.

2. Silence. Ne dites que ce qui peut servir aux autres ou à vous-même. Évitez les conversations oiseuses.

3. Ordre. Que chaque chose chez vous ait place et chaque affaire son temps.

4. Résolution. Prenez la résolution de faire ce que vous devez ; et faites, sans y manquer, ce que vous avez résolu.

5. Économie. Ne faites de dépenses que pour le bien des autres ou pour le vôtre, c'est-à-dire ne dissipez rien.

6. Travail. Ne perdez pas de temps. Occupez-vous toujours à quelque chose d'utile. Abstenez-vous de toute action qui n'est pas nécessaire.

7. Sincérité. N'usez d'aucun méchant détour ; pensez avec innocence et justice ; parlez comme vous pensez.

8. Justice. Ne nuisez à personne, soit en lui faisant du tort, soit en négligeant de lui faire le bien auquel votre devoir vous oblige.

9. Modération. Évitez les extrêmes. Gardez-vous de ressentir les torts aussi vivement qu'ils vous semblent le mériter.

10. Propreté. Ne souffrez aucune malpropreté, ni sur votre corps, ni sur vos vêtements, ni dans votre maison.

11. Tranquillité. Ne vous laissez pas troubler par des bagatelles ni par des accidents ordinaires ou inévitables.

12. Humilité. Imitez Jésus.

Mon dessein étant d'acquérir l'*habitude* de toutes ces vertus, je jugeai qu'il serait bon de ne pas diviser mon attention en la portant vers toutes à la fois, mais de la fixer, pendant un certain temps, sur *une seule*, dont je me rendrais maître avant de passer à une autre, en procédant ainsi séparément, jusqu'à ce que je les eusse parcourues toutes les douze. L'acquisition préalable de quelques-unes pouvant faciliter celle de certaines autres, je les disposai, dans cette vue, suivant l'ordre qui précède. Je plaçai la *Tempérance* la première, parce qu'elle tend à maintenir la tête froide et les idées nettes, ce qui est nécessaire quand il faut toujours veiller, toujours être en garde pour combattre l'attrait des anciennes habitudes et la force des tentations qui se succèdent sans cesse. Cette vertu une fois obtenue et affermie, le *Silence* devenait plus facile ; et mon désir étant d'acquérir des connaissances en même temps que je m'avancerais dans la pratique de la vertu, considérant que, dans la conversation, l'on s'instruit davantage par le secours de l'oreille que par celui de la langue, souhaitant rompre l'habitude que j'avais contractée de babiller, de faire des pointes et des plaisanteries, ce qui ne rendait ma compagnie agréable qu'aux gens superficiels, je donnai la seconde place au *Silence*. J'espérais que joint à l'*Ordre* qui vient après il me laisserait plus de temps pour suivre mon plan et mes études. La *Résolution*, devenant habituelle en moi me donnerait la persévérance nécessaire pour acquérir les autres vertus. L'*Économie* et le *Travail*, en me libérant de ce qui me restait de dettes et en me procurant l'aisance et l'indépendance, me rendraient plus facile la pratique de la *Sincérité*, de la *Justice*, etc. Concevant alors que, suivant l'avis donné par Pythagore dans ses *Vers dorés*, un examen journalier me serait nécessaire, j'imaginai la méthode suivante pour y procéder.

Je fis un petit livre de douze pages, portant chacune en tête le nom d'une des Vertus. Je réglai chaque page en encre rouge, de manière à y établir sept colonnes, une pour chaque jour de la semaine, mettant au haut de chacune des colonnes les premières lettres du nom d'un des sept jours. Je traçai ensuite douze lignes transversales, au commencement de chacune desquelles j'écrivis les premières lettres du nom d'une des douze vertus. Sur cette ligne et à la colonne du jour, je faisais une petite marque d'encre pour noter les fautes que, d'après mon examen, je reconnaissais avoir commises contre telle ou telle vertu.

FORME DES PAGES.

TEMPÉRANCE.

NE MANGEZ PAS JUSQU'A ÊTRE APPESANTI ; NE BUVEZ PAS JUSQU'A VOUS ÉTOURDIR.

	DIM.	LUN.	MAR.	MER.	JEU.	VEN.	SAM.
TEMPÉRANCE.				*			
SILENCE.	*	*					
ORDRE.	*	*			*	*	*
RÉSOLUTION.		*				*	
ÉCONOMIE.		*				*	
TRAVAIL.			*				
SINCÉRITÉ.							
JUSTICE.							
MODÉRATION.							
PROPRETÉ.							
TRANQUILLITÉ.							
HUMILITÉ.							

Je résolus de donner une semaine d'attention sérieuse à chacune de ces vertus successivement. Ainsi, pendant la première semaine, mon grand soin fut d'éviter la plus légère faute contre la *Tempérance*, laissant les autres vertus courir leur chance ordinaire, mais marquant chaque soir les fautes de la journée. Si, dans la première semaine, je pouvais maintenir ma première ligne sans aucune marque, je me croyais assez fortifié dans la pratique de ma première vertu et assez dégagé de l'influence du défaut opposé pour me hasarder à étendre mon attention sur la seconde et tâcher de maintenir deux lignes exemptes de toute marque. Procédant ainsi jusqu'à la dernière, je pouvais faire un cours complet en douze semaines, et le recommencer quatre fois par an. De même qu'un homme qui veut nettoyer un jardin ne cherche pas à en arracher toutes les mauvaises herbes en même temps, ce qui excèderait ses moyens et ses forces, mais commence d'abord par une des plates-bandes pour ne passer à une autre que quand il a fini le travail de la première ; ainsi j'espérais goûter le plaisir encourageant de voir dans mes pages les progrès que j'aurais faits dans la vertu, par la diminution successive du nombre des marques, jusqu'à ce qu'enfin, après avoir recommencé plusieurs fois, j'eusse le bonheur de trouver mon livret tout blanc, après un examen journalier pendant douze semaines.

Regardant Dieu comme la source de la sagesse, je pensai qu'il était juste et nécessaire de solliciter son secours pour l'acquérir. Dans ce dessein, je composai la petite prière suivante, que j'avais écrite en tête de mes tables d'examen, pour m'en servir tous les jours :

« O bonté toute puissante, père indulgent ! guide miséricordieux, augmente en moi cette sagesse qui peut découvrir mes véritables intérêts. Affermis-moi dans la résolution d'en suivre les conseils. Reçois les services que je puis rendre à tes autres enfants, comme la seule marque de reconnaissance qu'il me soit possible de te donner pour les faveurs que tu m'accordes sans cesse. »

Le précepte de l'*Ordre* exigeant que chaque heure de la journée eût son emploi déterminé, une page de mon petit livre contenait la répartition suivante des vingt-quatre heures de chaque jour.

PLAN.

	Heures.	
MATIN. QUESTION : Quel bien ferai-je aujourd'hui ?	5 6 7	Me lever, me laver, m'adresser A LA BONTÉ DIVINE ; régler les affaires du jour, en tracer le plan ; m'occuper de mes études présentes ; déjeuner.
	8 9 10 11	Travail.
MIDI.	12 1	Lire, examiner mes comptes, dîner.
APRÈS-MIDI.	2 3 4 5	Travail.
SOIR. QUESTION : Quel bien ai je fait aujourd'hui ?	6 7 8 9	Mettre toutes choses en place et souper. Musique, amusement, conversation. Examen de la journée.
NUIT.	10 11 12 1 2 3 4	Dormir

Je me mis à exécuter ce plan d'examen journalier, et je le suivis, sauf quelques interruptions de temps à autre. Je fus surpris de me trouver beaucoup plus rempli de défauts que je ne l'avais imaginé ; mais j'eus la satisfaction de les voir diminuer. Pour éviter l'embarras de recommencer mon livret, qui, à force de gratter les marques des anciennes fautes pour faire place aux nouvelles, était criblé de trous, je transcrivis mes tables et leurs préceptes sur les feuilles d'ivoire d'un *souvenir*. J'y traçai des lignes rouges d'une manière durable, et y marquant mes fautes avec un crayon de mine de plomb, il m'était facile d'en enlever les marques avec une éponge humide. Après un certain temps, je ne fis plus qu'un cours dans l'année, et ensuite un seul cours dans plusieurs années. Enfin j'y renonçai entièrement, lorsque des voyages et des affaires multipliées eurent pris tout mon temps ; mais je portai toujours mon livret avec moi.

L'article de l'*Ordre* fut celui qui me donna le plus d'embarras. Je trouvai que mon plan de distribution de la journée, quoique pouvant être praticable pour un homme dont les affaires sont de nature à lui laisser la libre disposition de son temps, comme pour un ouvrier imprimeur, par exemple, présentait beaucoup de difficultés d'exécution pour un maître obligé d'avoir des relations dans le monde et de recevoir souvent des personnes auxquelles il a affaire aux heures qui leur conviennent. Je trouvai même très-difficile d'observer l'*Ordre*, en ce qui regardait la place que devait occuper chaque chose, chaque papier, etc. Je n'avais pas été habitué de bonne heure à la *Méthode*, et ayant une excellente mémoire, je ne sentais pas l'inconvénient du défaut d'ordre. Cet article me coûtait donc une attention si pénible, et j'avais tant de dépit de me surprendre si souvent en faute, d'avoir des rechutes si fréquentes et de faire si peu de progrès, que je me décidai presque à y renoncer et à prendre parti sur ce défaut. Je ressemblais à l'homme qui était venu acheter une hache chez un marchand, mon voisin, et qui voulait que toute la surface du fer fût aussi brillante que le tranchant. Le marchand consentit à donner le poli au fer de sa hache, à condition que l'acheteur tournerait la roue de la meule. Celui-ci donc se mit à tourner, tandis que le marchand appuyait fortement le fer sur la pierre. Notre homme, qui trouvait la besogne fatigante, quittait la roue de temps en temps pour aller voir où en était l'opération; enfin, il voulut reprendre sa hache telle qu'elle était. « Eh ! non, dit le marchand, tournez, tournez toujours ; la hache deviendra brillante dans un instant ; elle ne l'est encore que par places. — N'importe, répondit l'acheteur, *je crois que je l'aime mieux tachetée.* »

Ce cas a été, je pense, celui de bien des gens qui, par le défaut de quelques moyens semblables à ceux que j'employais, ayant trouvé trop de difficulté à prendre certaines bonnes habitudes ou à en quitter de mauvaises, renoncent à leurs efforts et finissent par dire que *la hache vaut mieux tachetée.*

Quelque chose, qui prétendait être la raison, me suggérait aussi quelquefois que cette extrême exactitude, telle que je l'exigeais de moi, pouvait bien être une sorte de niaiserie en morale, qui aurait fait rire à mes dépens si elle eût été connue ; qu'un caractère parfait pourrait éprouver l'inconvénient de devenir un objet d'envie et de haine, et qu'un homme qui veut le bien doit se souffrir à lui-même quelques légers défauts, afin de mettre ses amis à leur aise. Dans le vrai, je me trouvai incorrigible sur l'article de l'*Ordre*; et aujourd'hui que je suis vieux et que ma mémoire est mauvaise, j'éprouve d'une manière sensible que cette qualité essentielle me manque. Mais, au total, quoique je ne sois jamais arrivé à la perfection que j'étais si ambitieux d'atteindre, et que j'en sois resté bien loin, mes efforts m'ont cependant rendu meilleur et plus heureux que je ne l'aurais été si je ne les avais pas entrepris. C'est ainsi que celui qui veut se former une belle main par l'imitation des modèles d'écriture gravés, tout en ne parvenant jamais à les copier avec la même perfection, arrive, du moins, par ses efforts, à se donner une meilleure main et une écriture nette et lisible.

Il peut être utile que mes descendants sachent que c'est à ce petit expédient qu'un de leurs ancêtres, aidé de la grâce de Dieu, a dû le bonheur constant de toute sa vie jusqu'à sa soixante-dix-neuvième année, dans laquelle il écrit ces pages. Les revers qui peuvent accompagner le reste de ses jours sont dans la main de la Providence; mais, s'ils arrivent, la réflexion sur le passé devra lui donner la force de les supporter avec plus de résignation. Il attribue à la *tempérance* sa longue santé et ce qui lui reste encore d'une bonne constitution ; au *travail* et à l'*économie*, l'aisance qu'il a acquise de bonne heure, la fortune dont elle a été suivie, et toutes les connaissances qui l'ont mis en état d'être un citoyen utile et lui ont obtenu un certain degré de réputation parmi les savants ; à la *sincérité* et à la *justice*, la confiance de son pays et les emplois honorables dont on l'a revêtu ; enfin à l'influence réunie de toutes ces vertus, même dans l'état d'imperfection où il a pu les acquérir, cette égalité d'humeur et cette gaieté dans la conversation qui font encore rechercher sa compagnie, et qui la rendent agréable même au jeunes gens. J'espère donc que quelques-uns de mes descendants voudront imiter cet exemple, et qu'ils s'en trouveront bien.

FIN.

TABLE.

—

Préface.................................page vii
Avant-propos. — Premiers conseils aux jeunes soldats.................................... ix

TITRE PREMIER.

Des habitudes militaires en général ....page 1

TITRE II. — Des principales habitudes vicieuses.

Chapitre Ier. *De l'oisiveté* ....page 9
Chapitre II. *De l'ivrognerie* 25
Chapitre III. *Du libertinage*.................... 43
— Causes des maux qu'il produit........... 48
— — Maladies, suites d'excès sexuels.... 52
— — Maladies syphilitiques............ 59
— — Perversion du sens moral......... 72

TITRE III. — Des habitudes physiologiques et des habitudes morales.

Chapitre Ier. *Habitudes physiologiques*...... page 105
— Digestion.......................... 108
— Sensations.......................... 110
— Mouvement.......................... 112
— Expression.......................... 115
— Facultés intellectuelles.......................... 117
Chapitre II. *Habitudes morales*.......................... 120
— Abnégation.......................... 122
— Obéissance.......................... 124
— Commandement.......................... 127
— Discipline.......................... 128
— Force.......................... 132
— Honneur.......................... 134
— Gloire.......................... 137
Règles hygiéniques des habitudes en général...... 145
Note extraite des mémoires de Franklin...... 151

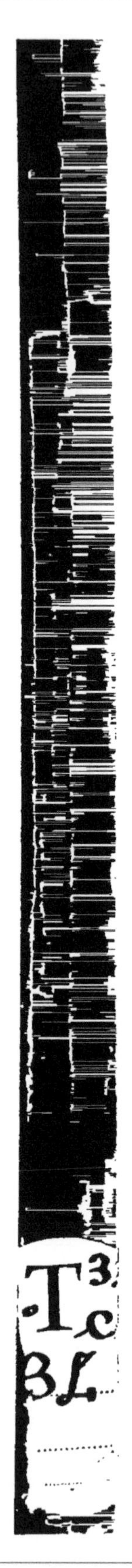

Pour paraître prochainement :

DE L'INFLUENCE

DES

AGENTS ATMOSPHÉRIQUES

SUR LA SANTÉ DES TROUPES.

Lyon.—Imprimerie d'Aimé Vingtrinier, quai Saint-Antoine, 36.

www.ingramcontent.com/pod-product-compliance
Ingram Content Group UK Ltd.
Pitfield, Milton Keynes, MK11 3LW, UK
UKHW012032240726
13965UKWH00002B/736

9 782013 070614